临床护理技能

与护理管理研究

周立红◎编著

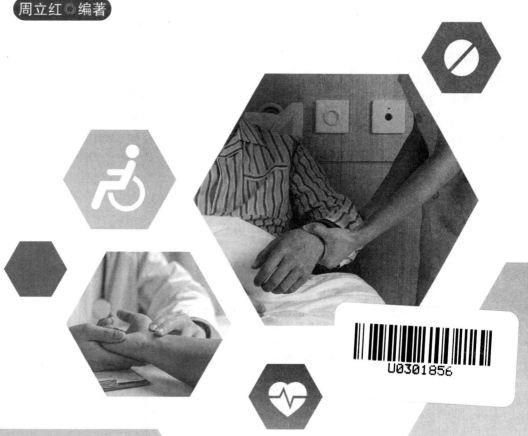

四川科学技术出版社

图书在版编目（CIP）数据

临床护理技能与护理管理研究 / 周立红编著 .
成都 : 四川科学技术出版社 , 2024. 8. -- ISBN 978-7
-5727-1509-9

Ⅰ . R47
中国国家版本馆 CIP 数据核字第 202472ZH97 号

临床护理技能与护理管理研究
LINCHUANG HULI JINENG YU HULI GUANLI YANJIU

编　　著	周立红
出 品 人	程佳月
选题策划	鄢孟君
责任编辑	唐晓莹
助理编辑	刘倩枝
校　　对	唐于力
封面设计	星辰创意
责任出版	欧晓春
出版发行	四川科学技术出版社
	成都市锦江区三色路 238 号　邮政编码　610023
	官方微博　http://weibo.com/sckjcbs
	官方微信公众号　sckjcbs
	传真　028-86361756
成品尺寸	185 mm×260 mm
印　　张	7.25
字　　数	158 千
印　　刷	三河市嵩川印刷有限公司
版　　次	2024 年 8 月第 1 版
印　　次	2024 年 8 月第 1 次印刷
定　　价	60.00 元

ISBN 978-7-5727-1509-9

邮　　购：成都市锦江区三色路 238 号新华之星 A 座 25 层　邮政编码：610023
电　　话：028-86361770

前　言

　　护理是一门研究如何诊断和处理人类存在的或潜在的健康问题的科学。随着医学技术的发展，人民生活水平的提高，人们对高质量医护服务的需求也不断增加，就护理学科的发展而言，正是机遇与挑战并存的时刻。护理学的相关理论基础及更多人性化的护理方法和技术层出不穷，护士只有熟练掌握疾病的护理常规，不断提升实践技能，才能更好地满足临床工作的需要。临床护理技能是护理学专业学生需要掌握的重要临床技能，目的是提高护理学专业学生的实践能力、综合分析能力、评判性思维能力，使其更好地掌握临床基本技能及操作，以便为今后的临床工作奠定扎实的基础。护理管理是医院管理的重要组成部分，如何实施科学、有效的管理，改善护理系统的运行状态，提高运行效益，是护理管理研究的重大课题之一。随着护理教育改革的不断深入，护理管理学的研究逐渐受到重视，但是将护理管理作为一个完整的体系，分层次、分类别进行系统阐述的著作尚欠缺。

　　本书从护理学概述出发，首先介绍了临床基础护理技能与常见护理操作并发症的预防及处理的相关内容，然后介绍了急救技术的相关内容，最后介绍了护理管理、护理质量管理的内容。除了系统地阐述临床护士必须掌握的基础知识和技能外，还较全面地总结了护理领域的相关理论，以引导广大临床护士学习和掌握各科护理的新理论、新知识、新技术、新方法。

　　本书内容新颖，条理清晰，实用性强，希望本书能为医务人员处理相关问题提供参考，本书也可作为医学院校护理学专业学生和基层护士学习的参考。

CONTENTS 目录

第一章 护理学概述

第一节 医学模式的转变

一、医学模式概述

医学模式是人们对医学的总体看法和观点，是指用怎样的观点和方法来研究和处理健康和疾病问题，是人们宇宙观、世界观在医学领域的应用和反映。医学模式阐明了医学科学的指导思想、理论框架，影响人们对生命、生理、病理、预防、治疗等问题的基本观点，指导人们的医学实践活动。医学模式也可称为"医学观"。

医学模式不是人们主观臆定的，也不是少数学者头脑中的产物，而是人们在防病治病的实践中逐渐形成而由学者们提炼、概括出来的。因此，医学模式对医学的实际状况起着形象化、符号化和理想化的认识作用，它是通过理想的形式近似地反映客观事物及其内在联系的一种形式。医学模式是医学状况的客观反映，具有客观性这一特征。

既然医学模式是医学状况的客观反映，医学模式的形成和转变自然离不开医学科学的发展。随着人们对自然界和人类自身的了解与认识不断加深，医学模式也在发生相应的变化。因此，医学模式是人们在一定的历史条件下对疾病和健康的各种具体认识的概括，具有历史性和时代性的特征。从这个意义上讲，医学模式从来都不是固定不变的，医学模式的更替，是人们对生命、健康、疾病认识不断加深的必然结果。

医务人员在医疗护理实践中，常常不自觉地遵循一定的医学模式，这是一种认识和处理健康与疾病问题的思维习惯。这种习惯一方面是从老师那里学来的，另一方面也是由个人在医疗护理实践中体会出来的，久而久之，便成为一种相对固定的模式。如果医务人员不了解医学模式的特点，不愿意随着医学模式的发展和转变改变自己的思维习惯，那么这是很不明智的。

研究医学模式可以帮助医务人员更好地把握医学的时代特征，从整体上认识医学发展的过程，预见医学的未来，促进医学理论体系的发展。特别是对于正在形成和发展的护理学专业来说，研究医学模式，有助于确定更为理想的护理工作模式，完善和发展护理理论，把握时代对护理工作的要求。

二、整体医学模式

古希腊的希波克拉底被西方誉为"医学之父"。他的医学观点主要包括以下几项。

（1）他认为应该把哲学运用于医学，把医学运用于哲学。

（2）体液学说。他认为生物体的生命取决于四种体液，即血液、黏液、黄胆汁和黑胆汁。四种体液有四种性质，即热湿、寒湿、干热、干寒。他认为疾病是由这四种体液失衡所致。

（3）医生必须精通技术操作，注重观察实际，重视患者及其外在环境和生活条件。

（4）医生必须了解患者居住地的气候、土壤、水及居民的生活方式，对当地的生活条件进行研究后，才能做好人群的疾病预防工作。

（5）强调医生的品行和道德。希波克拉底借助古代朴素唯物主义和朴素辩证法，从整体角度对医学理论和实践经验进行了总结和阐发，形成了以整体观点为特点的医学模式。

三、生物医学模式

近代医学时期，占据绝对统治地位的医学模式就是生物医学模式。生物渗透到医学的各个领域，支配着医学实践的一切活动。基础医学、临床预防医学、护理学、药理学等都是遵循生物医学模式来进行学术研究、医疗护理实践和预防保健工作的。

（一）生物医学模式的产生

17 世纪以前，无论是中医学，还是古希腊医学，都缺乏实证基础。1628 年，英国的哈维建立了血液循环学说，从此，近代医学开始朝着科学的方向发展。在其后的 200 多年中，随着社会的进步和科学的发展，人们逐渐认识到生物因素和疾病的关系，特别是细菌学（包括后来形成的微生物学）、病理解剖学等学科的发展，加深了人们对疾病的认识和理解，使医学从神学转到生物科学的基础上来，逐渐形成了用生物科学来解释健康和疾病的模式，也称为"生物医学模式"。可以说，生物医学模式的出现是医学发展过程中的必然阶段，也是人们对自然界和人类自身认识不断加深的结果。生物医学模式的产生，极大地促进了医学科学的发展，为人类的健康和疾病的预防做出了巨大的贡献。

（二）生物医学模式的基本特征

生物医学模式的基础是生物学。目前生物学已经从细胞生物学发展到了分子生物学的阶段，也就是从分子水平来研究疾病的变化和发展。

生物医学模式认为人体的一切疾病都可以从躯体上找到相应变化的依据。这种模式认为任何疾病都可以用偏离正常的、可测量的生物学（躯体）变量来说明，并根据躯体生理过程的紊乱来解释行为的障碍。因此，生物医学模式认为，生理过程正常而生物学上找不到异常根据的疾病是不存在的。

生物医学模式认为社会和心理因素对人体健康的影响是无关紧要的，故而把身与心视为互不相干的各自独立的部分。

生物医学模式的方法论基础是还原论。该模式认为一切疾病都可以还原为人体生物学的变量，而人体的生理、生化过程也可以还原为物理的与化学的客观过程。

（三）生物医学模式的局限性

尽管生物医学模式对医学的发展和人类的健康有过不可磨灭的巨大贡献，并且仍将继续做出贡献，但它不可避免地具有一定的局限性。

任何一种医学模式都是人们在一定历史条件下对疾病和健康的总体认识，这种认识会随着社会的进步、科学的发展而不断变化、加深。医学科学的不断发展，导致生物医学模式已不能适应人们对健康和疾病认识的新要求。生物医学模式的局限性也逐渐被人们所发现。

（1）生物医学模式排除了社会和心理因素对健康和疾病的影响，单纯强调生物致病因素和药物、手术治疗的作用，因此无法解释"相同的疾病和治疗手段会产生不同的效果"这一现象。

（2）生物医学模式强调疾病的生物学异常变量，否认找不到异常变量的疾病存在。用这种模式无法诊断、治疗、护理和预防各种精神病、心因性疾病和功能性疾病。在工业发达的社会中，这一类患者正在逐渐增多，生物医学模式则无法适应这一要求。

（3）生物医学模式常采用分解还原的方法研究机体的功能和疾病的变化，把自然界的事物和过程孤立起来，用静止不变的观点考察人体，把人体看成一架精密的"机器"，或是各个器官的组合。这种认识方式忽略了内因和外因相互作用的重要因素，不能辩证地看待内因和外因、局部和整体、平衡和运动等关系，妨碍了人们对实际治疗过程中众多因素综合变化的全面认识。

（4）生物医学模式只从生物学的角度和还原论分析和研究人，忽视了人有社会属性这一重要事实，对人的心理、精神、社会等因素漠不关心，这就导致了医患、护患关系的疏远，医务人员关心患者、了解患者、尊重患者权利等伦理观念也淡漠了。

生物医学模式存在的局限性，迫使人类在谋求自身健康的努力中，寻求更为理想和科学的医学模式。

四、生物－心理－社会医学模式

（一）产生的背景与条件

关于心理、社会因素对健康和疾病的影响，古代东西方医学都曾有广泛的讨论，特别是传统中医学，一直认为人是一个整体，重视人的心理、情绪以及周围环境（包括自然环境和社会环境）对健康的影响。西方医学是从神学统治下解放出来，走上医学科学发展道路的，其忽略了心理、社会因素。

20 世纪三四十年代以来，精神病学和心理学有了快速的发展，人们逐渐意识到，人类的健康和疾病离不开心理、社会因素的影响。美国罗彻斯特大学医学院精神病学教授恩格尔在 1977 年首次提出了"生物 – 心理 – 社会模型"，即生物 – 心理 – 社会医学模式。

生物 – 心理 – 社会医学模式是在生物医学充分发展的条件下出现的。医学心理学、社会医学的成就为新的医学模式的形成提供了重要条件。许多精神病学家和心理学家在健康与疾病、社会关系、疾病与心理等方面做了大量研究，使生物单一因素致病的观点难以坚持下去。系统论的诞生为新模式提供了方法论的基础。系统论认为人是一个开放系统，人体同环境（自然环境和社会环境）、人体各系统之间都存在信息、物质和能量的交换，是相互作用和相互影响的。恩格尔特别强调系统论在新模式中的重要作用。生物 – 心理 – 社会医学模式的产生，为人们提供了认识健康和疾病的新角度和新观念。恩格尔特别指出，生物 – 心理 – 社会医学模式不是对生物医学模式的全盘否定，而是对生物医学模式的一种扩展和补充，是把"这种框架推广到以前被忽视的领域"。也就是说，在研究健康和疾病时，除了考虑生物因素之外，还要同时注意心理与社会因素。

生物 – 心理 – 社会医学模式是人类对疾病和健康认识的重大进步和飞跃，是医学科学发展的新的里程碑。有人认为：新的医学模式的产生不是偶然的，而是在心身医学、临床心理学、行为医学、社会科学等有关边缘学科的基础上建立起来的。

（二）生物 – 心理 – 社会医学模式的特点

生物 – 心理 – 社会医学模式的基本出发点是把研究对象和服务对象看作既是生物学的人，又是社会的人，强调人是一个整体，认为人的心理、社会因素会影响人的健康。生物 – 心理 – 社会医学模式强调，研究疾病不能离开整体的有主观意识的患者，不能不研究患者。生物 – 心理 – 社会医学模式对健康与疾病持有特殊的观点，即把生物因素、心理因素、社会因素综合起来考虑，以确认一个人是否健康。世界卫生组织（WHO）对健康的定义，就体现了生物 – 心理 – 社会医学模式对健康的认识。

在诊断思想上，生物 – 心理 – 社会医学模式不是单纯依据生物学变量，而是要求用科学合理的方法既做必要的理化检查或某些特殊检查，又要研究患者的行为、心理和社会情况。在治疗观上，生物 – 心理 – 社会医学模式重视患者的主观能动作用，特别是在护理工作上，重视患者的社会、心理因素的调整，以促使患者的康复。在方法论上，生物 – 心理 – 社会医学模式是以系统论为基础的，重视各系统之间、各系统内部的相互作用和相互影响，重视内因和外因、局部和整体、平衡和运动等的统一和协调，使医学科学更加符合辩证唯物论。

生物 – 心理 – 社会医学模式重视医务人员同患者的关系，尊重患者的权利，尊重文化传统、价值观念等可能影响健康的因素，关心患者的心理、社会状态，不再认为患者仅是"各个组织器官的组合体"。从这个角度出发，在护理工作方面，新模式更重视护理工作的重要意义以及护士在调动患者内因促进机体康复方面所发挥的重要作用。

第二节　新模式下护理学的变化

一、基本概念的转变

护理学是医学的重要组成部分，医学模式直接影响护理学的指导思想、工作性质、任务以及学科发展的方向。生物－心理－社会医学模式的出现，毫无疑问地对护理学（包括理论和实践各个方面）产生了巨大的影响，其中表现在一些基本概念的转变上。

（一）关于人的概念

新的医学模式对人的认识直接影响了现代护理学中有关"人"的概念。由于护理学研究和服务的对象是人，故对人的认识是护理学理论和实践的核心和基础。许多护理学理论家都对"人"的概念有过不同的论述，概括起来，有以下一些共同点。

1. 人是有自然和社会双重属性的一个整体

人是有自然和社会双重属性的一个整体，而不单纯是各个器官的集合体。这个整体包含了生理、心理、精神、社会等各个方面。任何一个方面的疾病、不适和功能障碍都会对整体造成影响。生理上的疾病会影响人的功能，心理的压力和精神的抑郁也会导致或加重生理上的不适。从这个概念出发，就没有单纯的疾病护理，而是对患病的人的护理。

2. 人是一个开放的系统

人既受环境的影响，又可以影响环境。人作为自然系统中的一个次系统，是一个开放的系统，与周围环境不断地进行物质、信息和能量的交换。人的基本目标是保持机体的平衡，包括机体内部各次系统间以及机体与环境间（自然环境和社会环境）的平衡。人必须不断调节自身的内环境，以适应外环境的变化，应对应激，避免受伤。这个概念强调人是一个整体的、开放的系统，要让护士重视调节服务对象的机体内环境，使之适应周围环境，同时也要创造一个良好的外环境，以利于人的健康。

3. 人对自身的健康负有重要的责任

生物－心理－社会医学模式强调人是一个整体，强调人的心理、社会状态对人的健康的影响。人不能被动地等待治疗和护理，而要主动追求自身良好的健康状态，并有责任维持健康和促进健康，在患病后努力恢复健康。充分调动人的这一内在的主观能动性，对预防疾病、促进康复是十分重要的。这个概念对护理工作提出了新的要求，即护士不仅需要照顾患者，更需要指导和教育患者，以使患者最大限度地进行自我护理。

（二）关于健康的概念

WHO 指出，健康不仅是没有疾病，而且包括躯体健康、心理健康、社会适应良好和道德健康。躯体健康、心理健康、社会适应良好、道德健康共同构成健康的整体概念。这标志着以健康和疾病为研究中心的医学科学进入了一个崭新的时期。

在新的医学模式下，护理学关于健康的概念主要包含以下基本思想。第一，健康是动态的过程，没有绝对静止的健康状态。健康和疾病也没有绝对的分界线，而是一个连续的过程。护理工作要包含健康的全过程，包括从维持健康的最佳状态到让濒死的人平静、安宁地死去。第二，健康是指个人机体内各个系统内部、各个系统之间以及机体和外部环境之间的和谐与平衡。良好的和谐与平衡就是最佳的健康状态，包括生理、心理、精神、社会方面的平衡与协调。第三，健康是有不同水平的。没有绝对唯一的"健康"标准。对某些没有生理疾病的人，若心情抑郁，精神不振，对周围的事情麻木不仁，可认为其是不健康的。某些患了较严重的生理疾病的人，若心胸开朗，精神乐观，在其可能的范围内最大限度地发挥机体的潜能，在这种情况下，可以认为这些患者是比较健康的。第四，健康的概念是受社会和文化观念影响的。不同的人会对自己的健康有不同的定义。观念的转变会影响人对健康的理解。护士可以通过宣传教育，改变人们对健康的理解。

（三）关于环境的概念

生物－心理－社会医学模式重视人与环境的相互影响，不仅是自然环境，还包括社会环境。现代护理学对环境有以下认识。

1. 人与环境是紧密联系的

人的环境分为内环境与外环境。内环境，即人的生理、心理活动；外环境，即自然环境、社会环境。

2. 环境影响人的健康

良好的环境可以促进人的健康，而不良的环境则会对人的健康造成危害。护士有责任帮助自己的服务对象正确认识个体所处的环境，并且尽可能地利用良好的环境，改造不良的环境，以利于健康。

3. 人体应与环境协调和统一

环境是动态的、变化的，人体应不断调整机体内环境，使其适应周围环境的变化。如果人体不能很好地与环境协调和统一，机体的功能就会发生紊乱，以致引起疾病。

4. 环境是可以被人改造的

新模式认为人与环境这一共同体，人不完全是被动的。人可以通过自身的力量来创造和改变某一环境。护士的任务则是为患者创造一个有利于康复的环境。

（四）关于护理和护理学的概念

护理和护理学的概念，反映了一个人、一个团体和一个社会对护理和护理学的认识。这种认识随着医学模式的转变以及护理的任务的变化而不断变化。南丁格尔创立护理专业以来，世界范围内有各种各样有关护理和护理学的概念，它们从不同的角度阐述了对护理及护理学的认识。现代护理学关于护理和护理学的概念大致包含以下内容。

护理是一个帮助人、为人的健康服务的专业。护理的任务是促进健康，预防疾病，帮助患者康复，减轻濒死的人的病痛。这些都是在满足人们不同的健康需求。

护理的服务对象是整体的人，包括已经患病的人和尚未患病的人，因此护士的工作场所不仅限于医院。

护理学是一门综合自然科学和社会科学知识的学科，是一门独立的应用性学科。护理工作研究和服务的对象是具有自然和社会双重属性的人，护士不仅要有自然科学（如数学、物理、化学、生物医学等）方面的知识，还要了解社会科学（如心理学、美学、伦理学、行为学等）方面的知识，这样才能更好地了解自己的服务对象并为其提供恰当的、优质的服务。

护理既是一门科学，又是一门艺术。护理的科学性表现在护理工作是以科学为指导的。例如，各种护理操作，消毒无菌的概念，药物的浓度、剂量和药物使用方法，各种疾病的处理原则等都必须严格遵循客观规律。护理的艺术性不仅表现在护士优雅的举止、整洁的仪表和轻盈的动作上，还表现在护士综合地、创造性地应用所掌握的知识，针对每个患者的具体情况提供不同的护理方面。特别是对不同年龄、不同文化背景、不同心理状态的人，使他们都恢复到各自的最佳状态，这本身就是一项非常精美的艺术。

护理学是一个正在逐渐发展和完善的专业。现代护理学的发展，产生了护理学独特的理论，在综合和借鉴了相关专业的知识和理论后，正在形成护理学独立的知识体系和研究方向。护理学的研究重点和工作重心已经同传统模式下的护理学有了很大的不同，但是作为一个专业，护理学目前还不十分完善。护理学的不断发展，将有助于整个医疗保健事业的发展。我们相信，在新的模式下，护理学将会有更快的发展。

二、护理模式、护理工作内容和护士角色的变化

医学模式的转变带来了护理模式、护理工作内容以及护士角色的重大变化，同以往相比，护理工作内容和护士角色都较传统模式下有了相当大的变化。

（一）护理模式的变化

在生物医学模式下，护理模式是以疾病为中心，协助医生诊断和治疗疾病、执

行医嘱是护理工作的主要内容。无论是护理教育还是临床护理，强调的都只是对不同疾病的护理。在这种模式下，护理没有自己的理论体系，医疗的理论基本就是护理的理论。在护理教育上，护理学教材基本上是医疗专业教材的压缩本，教师多数是临床医生。在以疾病为中心的护理模式下，护理工作强调的是疾病的护理常规，而不太考虑患病的人，而护理操作技术是护士独特的本领。

生物-心理-社会医学模式的出现，使护理模式由以疾病为中心转向以整体的人的健康为中心，强调了疾病是发生在人体上的。由于人、健康、环境、护理和护理学等概念的转变，提出了整体护理的思想。整体护理的思想包括以下几点：①疾病与患者是一个整体。②生物学的人和心理学、社会学的人是一个整体。③患者和社会是一个整体。④患者和生物圈是一个整体。⑤患者从入院到出院是一个连贯的整体。这一新模式的形成，改变了护士的工作重点和工作内容，也改变了护理教育的课程设置结构，以及护理管理的重点。护士除了完成医嘱指定的任务之外，还注重人的心理、社会状态，注重调动患者的内因来战胜疾病。

生物-心理-社会医学模式不仅改变了护理以疾病为中心的模式，建立了以患者为中心的模式，还促使护理模式向更新的阶段——以人的健康为中心的模式发展。在这种模式下，护士的服务对象不仅是已经患病的人（不论是住在医院的还是回到家中的），还包括尚未患病的人。一些发达国家的护士工作场所正由医院扩展到社区，我国的护理工作正在朝着这个方向努力前进。

（二）护理工作内容的变化

在传统医学模式下，护士工作的重点是执行医嘱、协助医生诊治疾病和进行各项技术操作，促进患者康复；护士工作的主要场所是诊所和医院。在新的模式下，护士的工作内容除了以上内容外，还包括：对患者心理、社会状况的了解，以便进行心理和精神的护理；健康宣教和指导，使患者尽快恢复健康，减少并发症的发生，最大限度地发挥机体的潜能；教育人们改变不良的生活习惯，主动调节个人的情绪等来预防疾病；及时针对患者的情况与医生和其家属进行沟通等。

护理工作内容的变化还导致护士工作场所和护理服务对象的扩大。由于健康和疾病是连续和动态的过程，加上新模式对环境的重视，护士工作场所从医院扩展到社区；护理服务对象从患急性疾病的人扩大到患慢性病的人和老年患者，从患病的人扩大到尚未患病的人，从个体扩大到群体。这些扩展为护理工作提供了更为广阔的天地和研究领域，也使护理工作在医疗卫生保健中发挥越来越大的作用。

（三）护士角色的变化

由于护理模式和护理工作内容的变化，护士的角色也由原来传统模式中单纯的照顾者扩大到多重角色。在现代护理学中，护理工作要求护士除是照顾者（照顾生病的人）外，还是教育指导者（对患病的人和尚未患病的人进行健康教育）、沟通交流者（医生和患者之间，患者和家属之间，患者和社区保健机构之间，其他人员和患者之间）、组织管理者和研究者。

三、现代护理学的研究范围

护理工作内容和护士角色的转变，对护理学的研究范围提出了新的要求。就致力于人类健康这一总目标来说，护理学作为医学科学的组成部分，是始终如一的。100多年来，护理学在各种疾病的护理方面积累了相当丰富的经验，形成了较为完整的内容体系。在生物–心理–社会医学模式下，护理工作内容和任务日益扩大，把护理学的研究范围仅限于疾病护理（虽然目前我国在这方面的研究仍不够）显然不能满足医学科学发展的要求。为适应新的情况，现代护理学的研究范围应包括以下方面。

（1）各种疾病的护理技术和要求。如现代社会常见心理疾病、精神疾病、免疫及器官移植问题、老年病、慢性病、需长期依赖药物疾病的护理技术和要求。

（2）精神和心理的护理。如患者心理变化的规律、患者心理平衡的训练与建立、患者心理状态同疾病愈后的关系、护士（医生）行为对患者心理状态的影响、特殊心理护理措施与方法等方面的研究。

（3）社会护理。如社会环境对健康的影响、社会保健体系的构成和建立、家庭护理的体制、健康人成为患者（角色改变）后社会关系的变化、公众健康指导对预防疾病或促进慢性病患者康复的作用等。

（4）护理管理中的科学化、知识化以及与其他专业人员的协调配合等问题的研究。

（5）人们的健康概念，寻求健康的行为和方式以及在此过程中可能存在的问题。

（6）护理教育方面。知识结构、能力要求、在职人员教育等方面问题。

（7）健康宣教方面。对不同年龄、不同健康状态的人的教育策略和手段等方面的研究。

（8）高科技发展对护理的要求。如器官移植术、医学影像技术和遗传学技术对护理的要求；航天员的护理问题等。

医学科学以及心理学、行为科学、社会学的巨大进步，特别是医学模式的转变，为各种护理行为提供了理论支持。护理学发展到今天，已经发展成为既包括护理理论又包括实现这些理论的各种手段（技术）的一门学科。护理学已经逐渐形成一个独立的专业。虽然护理学是一门学科和一个专业，但其还需要进一步的丰富、完善、补充和发展，特别是在我国。树立"护理是一门学科和一个专业，而不仅是一个职业"这一观点，必将有利于推动我国护理学的发展。

第三节 护患沟通

护患沟通从狭义上来讲是指护士与患者的沟通，从广义上来讲是指护士与患者及患者的家属、亲友等的沟通。护患关系是一种帮助性的人际关系，良好的护患关系可帮助患者获得或维持理想的健康状态。良好的护患沟通，则是建立和发展护患关系的基础，它贯穿于护理工作的每个步骤中，有助于加强护患之间的配合，增强患者对护理工作的满意度。本节将重点介绍护患沟通在健康促进中的作用，护理活动中的治疗性沟通以及与特殊年龄段的患者进行沟通。

一、护患沟通在健康促进中的作用

随着社会的进步，人们对健康的需求越来越高，医学科学发展的目标也是尽可能地去解决人们的健康问题和满足人们的健康需求。在实际医疗护理服务过程中，人们对健康需求的无止境性与医学科学的局限性之间存在矛盾，如果处理不好，轻者将影响医患、护患关系，重者可能导致医疗纠纷。目前卫生服务系统存在的现象是：①人们的健康问题并没有随着医学的进步而减少。②医患纠纷并没有随着医学的发展而减少。③人们对健康的需求永不满足，但医学研究的范围并不能涵盖人类所有的健康问题，医学自身有限的理论和技术只能解决部分健康问题，人们的期望和实际的结果有差异时，容易出现医疗纠纷。面对医疗护理服务的现实情况，迫切需要卫生服务提供者与被服务对象之间的支持与理解，而沟通则是双方相互理解的桥梁。

希波克拉底曾说："医生有两种东西能治病，一种是药物，一种是语言。"医务人员与患者及其家属之间的沟通、理解和信任是有效建立和维持医务人员与患者及其家属之间良好人际关系的关键。其中，护患沟通将发挥以下几个方面的作用。

（一）有利于建立良好的护患关系

护患之间有效的沟通有利于建立一个相互信任与理解的护患关系，为实施护理提供良好的条件。

（二）有利于提高临床护理质量

由于护理的对象是人，很多的护理工作都需要患者的密切配合，发挥患者的主观能动性，使医疗护理活动能顺利进行。良好的护患沟通则能加强护患之间的配合，增强护理效果，有利于患者尽快恢复健康，从而提高临床护理质量。

（三）有利于营造良好的健康服务氛围

护患之间良好的沟通会营造良好的社会心理氛围，使护患双方心情愉悦。在这种环境中，护患双方相互理解、相互信任，患者和医务人员双方的心理需求得到满足，医务人员会投入更高的热情到工作中，患者会更主动地配合治疗和护理，促使患者早日康复。

（四）有利于健康教育

健康教育是护理活动中全面促进人群健康的一个重要方面。护士可以通过与患者进行评估性沟通，了解其现有的健康知识需求，并针对患者的个体情况向患者传递相关的健康知识和技能，达到提高患者及家属自我保健的能力的目的。

（五）有利于适应医学模式的转变

生物医学模式是从局部和生物的角度去界定健康与疾病，忽略了人的社会属性，不利于护理工作的进行。现代医学模式认为患者不仅是生物的人，也是心理的、社会的人。参与社会活动、与他人交往和沟通是人类重要的心理社会需求，护士要从整体的观念出发，主动关心患者，与患者进行良好的沟通，了解患者的心理精神状态，从整体的角度满足患者的综合需求，从而适应新的医学模式。

二、护理活动中的治疗性沟通

（一）治疗性沟通的含义与特点

治疗性沟通是以患者为中心，护士帮助患者进行身心调适，使患者从疾病状态向健康方向发展，能应对应激、调整适应，并与他人和睦相处。治疗性沟通是一般性沟通在护理实践中的应用，除一般性沟通的特征外，还具有以下特征。

1. 以患者为中心

在日常生活中，沟通的双方处于平等的地位，沟通的双方能关注对方的动机、情绪，并能根据对方的反应做出相应的改变。在这种沟通中，双方是平等的，无主动与被动之分。在治疗性沟通中，信息传递的焦点是围绕患者进行的，在护理服务过程中，应以满足患者的需求为主要沟通目的。

2. 有明确的目的性

治疗性沟通的目的在于：①建立和维护良好的护患关系，以利于护理工作的顺利进行。②收集患者的资料，进行健康评估，确定患者的健康问题。③促使患者参与治疗与护理活动。④了解患者的心理精神状态，对患者实施心理护理，促进患者的心理健康。⑤向患者进行健康宣教，提高其自我护理能力。医疗护理活动中所有的沟通内容都是为了解决患者的健康问题，达到恢复、促进、维持患者健康的目的，这是治疗性沟通的一个重要特征。

3. 沟通过程中护患自我暴露的要求

在日常生活中，一般性沟通要求沟通双方都有一定程度和内容上的自我暴露，不过在暴露的量和程度上不一定对等。在治疗性沟通中，比较注重的是促进患者的自我暴露，以增加患者对自我问题的洞察力，便于护士了解患者实际情况，评估患者的需求。而对护士，则要求在患者面前尽量减少自我暴露，以免患者反过来担心护士而增加患者的压力。

（二）评估患者的沟通能力

评估患者的沟通能力是有效进行治疗性沟通的基础条件。人的沟通能力是不同的，影响患者沟通能力的因素很多，除了不同的经济文化背景、价值观因素外，患者自身的生理、心理状况等因素也会影响患者的沟通能力。护士只有充分了解患者的沟通能力，才能有针对性地进行沟通，达到预期目的。患者沟通能力的评估主要包括以下几方面。

1. 听力

一定程度的听力是语言沟通应具备的基本条件。当患者的听觉器官受到损伤后，会出现听力减退或听觉障碍，护患语言沟通效果会下降。除了各种原因引起的耳聋外，随着年龄的增长，也可能会出现听力减退。

2. 视力

据统计，80%以上外界信息是通过视觉获得的。视力的好坏，直接影响护患沟通，而良好的视力能提高沟通的效率。

3. 语言表达能力

每个人的语言表达能力不同。如对同一件事情的陈述，有些人描述得很清楚，而有些人不知道怎样叙述。语言表达能力还受个体年龄、受教育程度、个体患病经验等因素影响。

4. 语言理解能力

良好的沟通，不仅需要良好的语言表达能力，还需要良好的语言理解能力。如有些人听不懂外语、方言，容易造成沟通困难。人的语言理解能力同样与受教育程度等因素有关。

5. 病情和情绪

患者病情的轻重和情绪直接影响沟通的效果。如患者病重时无兴趣和精力进行沟通，甚至不能进行语言沟通，护士可以通过观察患者的身体语言获取信息，评估患者的身体状况，制订护理计划，进行护理干预。

（三）如何引导患者谈话

1. 护士要有同情心

护士是否关心患者，对患者是否有同情心，是患者是否愿意与护士沟通的基础和关键。患者患病后总认为自己的病情很严重，希望护士特别关注、关心和照顾。但事实上，护士不能满足患者的所有要求，因为一个护士不仅要照顾这个特定的患者，还要护理其他患者。护士要从态度和行为上表现出对患者的关心和同情，并对患者做适当的解释，如"请稍候，等我把手里的事处理完就来"。

2. 使用开放式谈话方式

开放式谈话原则上是向患者提出问题，即询问患者，患者根据其实际情况回答。

而不是由护士提供答案，让患者在几个答案中选择。

如果患者问："我可以留陪护吗？"护士答："不行，这是医院的规定。"这样，患者与护士的谈话就结束了。这是一种封闭式谈话，护士只能获取少量信息。如果改变谈话方式，谈话就会进行下去，并且能获取更多信息。例如，护士问："按医院规定是不能留陪护的，请问你为什么想留陪护？"患者答："我明天手术，心里有些紧张，希望家属能陪伴我。"这样，护士就可以获得患者紧张的信息，并采取相应措施缓解患者的紧张情绪。

3. 学会询问

在医疗护理实践中护士可向患者提出一些问题，并采用鼓励性的语言促使患者把自己的真实感受讲出来。学会询问可帮助医护人员获取信息和确认有关健康问题，以保证医疗护理措施的有效进行。

（四）其他常用护患沟通策略

1. 了解患者的价值观、情感和态度

患者的文化程度、生活环境、文化背景、信仰和价值观，直接影响患者对某些事件的看法和采取的行为。护士只有在充分了解患者情况的基础上，才能与患者进行很好的沟通，避免误解。

2. 尊重患者

每个患者都有尊严，护士应该以礼貌、尊重的态度对待他们，以真心、爱心赢得患者的信任。尊重患者是与患者进行良好沟通并建立良好护患关系的先决条件。病重或视力差的患者，存在生活部分或完全不能自理等问题，易产生孤独、焦虑、自卑的感觉，护士应主动关心患者，多与其沟通，了解和满足患者的需要。

3. 掌握谈话节奏

不同的患者，其谈话和反应的节奏不同，有快有慢，护士应根据患者的具体情况，注意掌握沟通的节奏，尽量与患者保持一致，而不能强迫患者与护士保持一致。如与某患者的沟通一直都很顺利，按计划今天护士要与患者进行某个问题的沟通，但患者拒绝回答，或干脆不理睬。这时，护士就要考虑是否谈话进行得太快导致患者不能适应，是否应该调整谈话节奏或进程。

4. 合理分配时间

与患者的沟通需要进行时间的安排。比较正式的沟通，如对患者进行评估、进行健康教育，要有一定的时间计划。这次沟通将要花多长时间？是否需要事先约定？如对糖尿病患者实施胰岛素的自我注射方法的健康教育，在时间安排上注意与主要治疗和其他护理的时间错开，确保有足够的时间实施健康教育计划而不被打断，这样才能保证健康教育的有效性。

5. 认真积极的倾听态度

护士认真、积极的倾听态度，表示出对患者的谈话感兴趣，愿意听患者诉说，是鼓励患者继续交谈下去的动力。如果是正式谈话，需事先安排合适的时间，不要让其他事情分散自己的注意力。仔细倾听患者的诉说，不轻易打断患者的陈述。护士应用自己的眼睛、面部表情、话语传递对患者的关注。谈话过程中注意不要有东张西望和分散注意力的小动作，如不停地看表、玩弄手指或钥匙等，这些会使患者认为你心不在焉，影响沟通的进行。同时，护士应及时回应患者，对视力好或有残余视力的患者，可用点头等身体语言示意；对视力较差的患者应给予口头上的反应，如"是吗""你说得对"等话语，以促进沟通的继续进行。

6. 传递温暖的感觉

护士在与患者沟通时，尽量在各方面使患者感到舒适，如安排谈话的时间、地点、沟通的方式等。在日常护理工作中，护士应表现出愿意与患者接触，愿意帮助、关心患者的行为和态度，使患者感到被尊重、被关心和被重视。真诚对待患者，赢得患者的信任。护患之间只有建立较深的信任感，才能达到较高层次的沟通。

7. 巧用非语言沟通

护士的手势、面部表情等也能传递出对患者的关心和对沟通的关注等信息。在患者行走时搀扶他（她），痛苦时抚慰他（她），紧张时握住他（她）的双手以及帮助患者整理用物，将其用物放在患者易于拿取之处，这些行为都是无声的语言，传递着护士的关心和爱心。

8. 注意观察患者的非语言表达方式

护士可通过观察患者的面部表情、姿势、眼神等，了解患者的真实信息。患者可能并没有用语言表达自己的情绪，但从患者的身体语言中护士可以得到一些信息，如从患者捂住腹部的姿势上，护士能判断出患者可能有腹部不适等。

9. 保护患者的隐私

如谈话的内容涉及患者的隐私，不要将其传播给与治疗和护理无关的医务人员，更不能将其当作笑料四处播散。如必须转达给他人时，应告诉患者并征得其同意。如患者告诉护士她的人工流产情况，若与治疗方案的选择有关，需转告医生时，护士要向患者说明这一情况并解释转告医生的必要性。

10. 理解患者的感觉

人的思维常以自我为中心，没有切身体验过的事往往觉得难以理解。只有当别人经历的情感是自己曾经体验或正在体验的，才能真正理解。因此，经验丰富无疑是护士理解和同情患者的前提。但是，由于受年龄、阅历和生活视野等因素的限制，人们亲身体验、亲眼所见的事物总是不够的，这就需要靠"移情"来补偿。移情不是指情感的转移，而是对人更高一层的理解与同情。它的含义包括：①用对方的眼光来看待对方的世界。②用对方的心灵来体会对方的世界。如果我们能设身处地地理解患者的疾苦，倾听患者的诉说，并给予其真诚的关怀，就能使护理工作更有成效。

11. 对患者的需要及时做出反应

在绝大多数情况下，护士与患者交谈都带有一定的目的性。护士应对患者的一般需要和情感需要做出回应。如患者诉说某处疼痛，护士应立即评估患者的疼痛情况，并给予及时处理；如问题严重，护士不能单独处理时，应及时通知医生进行处理，不能因有其他事情而怠慢患者。

12. 向患者提供健康相关的信息

在护理活动中，护士应尽量利用和患者接触的时间，向患者提供有关信息，解答患者的疑问。在向患者提供信息时，应使用通俗易懂的语言，尽量不用或少用医学专业术语。对一时不能解答的问题，护士应如实告诉患者并及时、努力地寻求答案，切忌对患者说谎或胡乱解答；对医生才了解的一些信息，护士可告诉患者会去问医生，或建议患者直接去问医生。

三、与特殊年龄段的患者进行沟通

与婴儿和少年儿童及老年患者的沟通既具有一般人际沟通的特点，又具有护患沟通的特点，了解和掌握这些特殊年龄段患者的特点，将有利于进行护患沟通，提高护理措施的有效性，促进患者的康复。

（一）婴儿和少年儿童的特点及沟通技巧

不同年龄段的儿童有不同的沟通特点，护士只有了解这些特殊年龄段患者的特点，才能与他们进行有效的沟通。

1. 婴儿的特点和沟通技巧

婴儿不具备用语言进行沟通和表达个体感受的能力，常以哭、笑等非语言形式表达自己的舒适、喜恶等。护士在与婴儿沟通时应避免过大和刺耳的声音，不要突然移动，动作应轻缓，可轻柔抚摸婴儿以助于婴儿安静下来。沟通时，护士应面带微笑、在婴儿的视野范围内，多与婴儿接触，可以将他们抱在胸前，让他们熟悉护士，使他们感到安全和温暖。

2. 学龄前儿童的特点和沟通技巧

学龄前儿童能用语言和非语言的形式简单表达自己的意见和感受，他们自我中心意识较强，说话和思维方式是具体的、不抽象的。与这个年龄段的儿童沟通，重点是关注他们的个人需要和兴趣。告诉他们应该怎样做，怎样去感觉，允许他们自己去探索周围环境。在与他们谈话时应注意用简单的短句、熟悉的词语和具体形象的解释。注意避免使用含糊不清的话语，直截了当的语言更利于他们的理解，如直接对他们说："现在该吃药了。"

3. 学龄期儿童的特点和沟通技巧

学龄期儿童能使用语言进行沟通，他们有较强的求知欲，对周围世界感兴趣，关心自己身体的完整性。在与学龄期儿童沟通时，护士应对其感兴趣的事物给予简单的说明和解释，必要时给他们示范怎样操作，以帮助其克服恐惧；鼓励他们表达自己的兴趣、爱好、恐惧等，以便护士有针对性地进行护理。

4.青少年的特点和沟通技巧

青少年人群的抽象思维、逻辑判断能力和行为介于成人和儿童之间，喜欢独立行事。护士应允许他们有自己的想法，不要强迫他们；认真倾听他们的诉说，了解他们的想法。青少年人群可能有他们年龄段的一些独特词汇，因此护士应熟悉并能运用这些独特词汇，以利于更好地与他们进行沟通。

值得注意的是，儿童特别是年龄较小的儿童，对非语言信息比语言信息更敏感，他们往往对一定的姿势和移动的物体更有兴趣，突然的移动或威胁的动作可能会使儿童受到惊吓，因此护士的任何动作都必须轻缓，温柔、友善和平缓的语调能使患儿感到舒适和容易接受。

儿童也有被尊重的需要，当大人以俯视姿势与他们谈话时，他们会感到不高兴。因此在与儿童交谈时，护士的眼睛应尽量与他们的眼睛处于一个水平面。当儿童患病后，他们会感到无助，护士在与他们交谈时，应坐在矮椅子上或蹲下身来，有时也可以将他们抱在怀里或放在腿上。

任何时候，护士在给儿童做解释或指导时，都应使用简单、直接的语言，并且告诉儿童你希望他怎样做。为了减轻儿童的恐惧和焦虑，给儿童的一些解释应该在操作前进行，一般不提早告知。

绘画和游戏是与儿童有效沟通的两种重要方式。绘画给儿童提供了非语言表达（绘画）和语言表达（解释画面）的机会。儿童的绘画图片通常能显示出他们自己的经历、喜好等信息，有时候可以作为心理分析的资料。护士也可以从儿童的绘画上开始与他们的交谈。游戏是一种独特的沟通方式。在游戏过程中，儿童与护士逐渐熟悉，戒备和恐惧心理得到缓解，护士就能了解儿童的真实情况。治疗性的游戏能减轻儿童的焦虑和因疾病引起的不适。在给儿童进行体格检查前，先与他们玩游戏，再进行体格检查，可取得他们的配合。

儿童与他们的家长接触的时间最多，如果儿童不能表达或表达不清，儿童的相关信息就可以从他们的家长处得到核实或由家长提供。

（二）老年人的特点及沟通技巧

老年人是社会中一个特殊的群体，随着社会的老龄化，老年人口越来越多。老年人患病率和住院率高于其他人群，因此与老年患者的沟通是做好老年患者护理服务的关键。

随着老年人机体的生理性老化，感觉器官的功能也逐渐减退或出现病变，如出现老年性白内障、青光眼、黄斑变性、糖尿病视网膜病变、眼底血管病变以及老年性耳聋，加上老年人的记忆力下降，将严重影响与他人的沟通。一般老年人的共同特点如下：①视力差。老年人视力减退的程度和持续时间各异，但都会不同程度地影响与他人的沟通。人从外界环境接收各种信息时，有80%以上的信息是从视觉通道输入。由于视力受损，患者接收信息的能力减弱，因此老年患者对护士所给信息的反应速度不及正常人或年轻人快。②反应变慢。老年人对外界事物的灵敏性和反应速度下降，会不同程度地影响老年人与他人的沟通。③记忆力下降。记忆力下降会直接影响老年人对某些信息的记忆和回忆，从而影响沟通效果。④听力下降。听力下降会直接影响沟通双方口头语言信息的传递和理解。

与老年人沟通时应注意以下事项：①选择适当的沟通方式。通过评估老年人的沟通能力，选择适当的方式与老年人进行沟通。如语言沟通、表情与手势沟通、书写等，强化沟通效果。②语速要慢。因为老年人的反应速度减慢，在与老年人进行沟通时，要适当减缓语速，说完一句话后应给一定的时间让老年人反应，切忌催促老年人。③创造一个适宜沟通的环境。如保证患者处于舒适的体位，提供安静的环境，没有人打扰，时间充裕。④语句简短、反复。在与老年人沟通时，注意语句简短，一次交代一件事情，以免引起老年人的混淆。对重要的事情，有必要反复交代，直到老年人理解、记住为止，必要时可用书面记录提示或告知其家属，以协助老年人完成。

第二章　临床基础护理技能

第一节　一般护理

一、物理环境的调控

物理环境指以医院的建筑设计、基础设施以及院容院貌等为主的物质环境，属于硬环境。良好的医院物理环境应达到以下要求。

（1）安静：WHO 规定，白天病区内的噪声强度应控制在 35 ~ 40 dB。噪声强度在 50 ~ 60 dB 时，能对人体产生干扰。长时间暴露于 90 dB 以上的噪声环境中，能引起头痛、头晕、耳鸣、失眠、血压升高等症状。若噪声强度达到或超过 120 dB，可导致高频率的听力损害，甚至永久性失聪。保持病区安静，工作人员应做到"四轻"，即说话轻、走路轻、操作轻、关门轻；门、窗开合自如，椅脚带胶垫；病床、推车等带轮，并定期润滑；向患者及其家属做好宣传，共同保持病区安静。

（2）整洁：保持病区护理单元、患者及工作人员身体清洁和衣物的整洁。

（3）温度和相对湿度适宜：普通病室的温度要求保持在 18 ~ 22℃；新生儿室、老年病房、手术室、产房室温以 22 ~ 24℃为宜。室温过高，可影响机体散热，影响体力恢复。室温过低，易使患者肌肉紧张而产生不安情绪，且易受凉。病室的相对湿度以 50% ~ 60% 为宜。病室相对湿度过高时，可抑制机体排汗，使患者感到潮湿、气闷，尿液排出量增加，加重肾脏负担。病室相对湿度过低时，空气干燥，机体水分蒸发快，可引起口干舌燥、咽痛、口渴等表现，对气管切开、呼吸道疾病患者不利。

（4）通风：病室应定时开窗通风，一般通风时间以每次 30 min 为宜。通风能增加室内空气流动，调节室内的温湿度，净化空气，增加氧含量，降低二氧化碳含量，降低空气中细菌等微生物的密度，是减少室内空气污染的有效措施，也可提高患者的舒适度。

（5）光线和装饰适宜：光线包括自然光源和人工光源。适当的日光照射有利于改善皮肤的营养状况，促使机体合成维生素 D。色彩对人的情绪、行为及健康均有一定的影响，应注意环境的色彩，如儿科病房的床单与护士服使用暖色，可使人感到温馨等。

（6）安全：防止和消除一切不安全的因素，如地面防滑，通道禁止摆放杂物等。

二、门诊、急诊、病区的一般护理

（一）门诊

1. 概念

门诊是医疗工作的第一线，是医院直接对患者进行诊断、治疗和开展预防保健工作的场所。

2. 特点

门诊患者数量多、流动性强、病种多、就诊时间短、病情观察受限、诊疗环境复杂等。

3. 门诊的护理工作

（1）预检分诊：热情接待患者；询问病史，观察病情，初步判断患者病情轻重缓急，合理分诊，做到先预检分诊后挂号诊疗。

（2）安排候诊和就诊：包括以下内容。①准备好器械和设备，保持良好的候诊和诊疗环境。②整理初诊和复诊病案，收集各种检验报告。③根据病情测量生命体征并记录。④按先后顺序安排患者有序就诊。⑤随时观察候诊者的病情，对病情较严重或年老体弱者可适当调整就诊顺序；对高热患者应分诊到发热门诊筛查；对剧痛、呼吸困难、出血、休克的患者，应立即采取措施，安排提前就诊或送急诊室处理。

（3）门诊就诊结束后，回收门诊病案，整理物品，检查并关闭门窗及电源，防止意外事故发生。

（4）实施治疗护理：根据医嘱执行护理操作，严格执行操作规程，确保治疗过程安全有效。

（5）严格消毒隔离：定期对门诊的地面、墙壁、桌椅扶手、床单位、平车、轮椅等进行严格的清洁消毒工作。对传染病患者或疑似传染病患者，应分诊到隔离门诊并做好疫情报告。

（6）做好保健护理工作：经过培训的护士可以参与保健门诊的咨询或诊疗工作。

（7）开展健康教育：利用候诊时间向患者介绍疾病相关知识，采用口头、图片、视频、动画、口袋书、小手册等形式进行健康教育。

（二）急诊

1. 概念

急诊是抢救急、危、重症患者的重要场所，是构成城市急救网络的基本组成部分。

2. 特点

急诊环境的管理应达到标准化、程序化和制度化。

3. 急诊的护理工作

（1）预检分诊：护士要掌握急诊就诊标准，做到一问、二看、三检查、四分诊，初步判断病情的轻重缓急，及时将患者分诊到各专科诊室就诊。遇到危重患者，应立即通知值班医生及时转运患者至抢救室抢救；遇意外灾害事件，应立即通知护士长和有关科室启动应急预案并救治伤员；遇有法律纠纷、交通事故、刑事案件等，应迅速报告医院保卫部门，并请家属或陪同者留下。

（2）抢救工作：包括以下内容。①物品准备。抢救物品应做到"五定"，即定数量品种、定点安置、定专人保管、定期消毒灭菌和定期检查维修。物品种类包括一般物品、无菌物品及急救包、急救器械、急救药品、通信设备等。护士应熟悉抢救物品的性能和使用方法，保证抢救物品完好率达100%。②配合抢救。a.在医生到达现场前，给予紧急处理，如测量生命体征、吸氧、止血、建立静脉通路、进行胸外按压等，并密切观察病情。b.医生到达后，护士应立即汇报处理情况，正确执行医嘱。凡口头医嘱必须向医生复诵1次，双方确认无误后方可执行，过后及时（6 h内）请医生补写医嘱和处方。抢救过程中的各种急救药品的空安瓿要经两人查对、记录后再弃去。输液瓶、输血袋等用后要统一放置。③留室观察。急诊室设有留观室，收治已明确诊断或不能明确诊断者、病情危重且暂时住院困难者。留室观察时间一般为3～7 d。此期间应做好留观患者及其家属的管理工作。

（三）病区

1. 概念

病区是医务人员为患者提供医疗护理服务的主要功能区，是住院患者在医院接受治疗、护理及休养的主要场所。

2. 病区的设置和布局

病区应设有普通病室、危重病室、抢救室、治疗室、换药室、护士站、医生办公室、医护休息室、配膳室、处置室、库房、浴室、洗涤间、厕所等。两张病床之间的距离应不小于1 m。

第二节　出入院护理

一、办理入院手续

门诊或急诊患者或其家属持医生签发的住院证及患者身份证（就诊卡或医保卡）到住院处办理住院手续。危重患者应先由医务人员送入病区，住院手续由陪送人员或工作人员补办。

二、患者入院（转入）护理

（一）门诊患者

（1）根据患者病情需要准备床单位，备齐所需物品。

（2）责任护士热情迎接新患者并做自我介绍。核对患者身份并佩戴好手腕带，陪同患者至指定床位，核对床头卡信息并协助患者整理洗漱用品，多余及贵重物品请家属带回，保持病室内整齐、清洁。

（3）通知医生诊查患者，必要时协助医生。

（4）为患者测量生命体征（体温、脉搏、呼吸、血压）和身高、体重。完成对新患者的风险评估、日常生活自理能力评估等。建立新患者病历记录表格。

（5）责任护士带领患者熟悉病室环境并讲解病室管理制度，耐心解答患者及其家属提出的问题。

（6）接待转科患者时，要与转科护士认真交接患者皮肤情况、输液情况及特殊用药情况等，做好交接记录。

（7）从手术室直接转入的患者，责任护士应了解患者手术名称、麻醉方式及术中情况，并认真记录在护理记录单上。

（8）通知营养室准备膳食。

（9）执行入院医嘱等。

（二）急诊患者

（1）接到住院处通知后立即通知医生做好抢救准备。按需准备床单位，若为手术患者，则应铺麻醉床。

（2）准备好抢救物品及器材，如氧气、负压吸引器等。

（3）配合医生抢救，密切观察患者病情，并认真记录。

（4）立即与护送人员认真交接，为患者佩戴手腕带。对不能正确叙述病情的患者（语言、听力障碍者）、意识不清的患者或婴幼儿，暂留陪护，以便询问患者病史。

三、患者的分级护理

根据病情的轻重缓急和患者的自理能力，给予不同级别的护理。

（一）特级护理

1.适用对象

病情危重，需要随时观察甚至进行抢救的患者。如严重创伤、复杂大手术后、器官移植、大面积烧伤和某些严重的内科疾病等患者。

2.护理内容

严密观察患者病情变化，监测生命体征；制订护理计划，严格执行各项诊疗及护理措施；及时、准确逐项填写特别护理记录单；备齐抢救药品和物品；做好基础护理及专科护理；保持患者的舒适及功能体位，防止并发症，确保患者安全；床旁交接班。

（二）一级护理

1.适用对象

病情危重但趋向稳定、需绝对卧床的患者；生活完全不能自理但病情稳定的患者，或生活部分自理但病情不稳定的患者。如大手术后、休克、昏迷、大出血、肝肾衰竭患者和早产婴儿等。

2.护理内容

每小时巡视患者，观察患者病情变化；根据病情测量生命体征；制订护理计划，严格执行各项诊疗和护理措施；及时、准确填写特别护理记录单；做好基础护理和专科护理，防止并发症；提供健康指导，满足患者的身心需要。

（三）二级护理

1.适用对象

病情稳定但仍需卧床者；生活部分自理者。如手术后病情稳定者、年老体弱者、慢性病不宜多活动者、幼儿等。

2.护理内容

每2 h巡视患者，观察患者病情变化；根据病情测量生命体征；按护理常规护理；提供健康指导。

（四）三级护理

1.适用对象

生活基本或完全自理，处于恢复期或病情稳定的患者。如慢性疾病、择期手术前阶段、疾病恢复期患者等。

2.护理内容

每3 h巡视患者，观察患者病情变化；根据病情测量生命体征；按护理常规护理；提供健康指导。

四、患者床单位的准备

（一）备用床

1.目的

保持病室整洁，准备接收新患者。

2.操作要点

（1）将铺床所需物品按照顺序放于治疗车上，推至床旁。固定床的脚轮闸，调整床的高度。

（2）移开床旁桌距床头约20 cm；移床旁椅置于床尾正中，距床尾约15 cm，用于放置用物。铺好床后要移回床旁桌、椅。

（3）检查床垫局部有无凹陷。

（4）铺床褥：床褥中线与床面中线对齐，力求舒适、安全、整洁、美观。

（5）铺床单、套被套及套枕套：大单横、纵中线对齐床的横、纵中线，拉紧，平塞于床垫下；套被套法有"S"式折叠法和卷筒式折叠法；枕套四角充实，平放于床头盖被上，开口背门。

3．注意事项

在其他患者接受治疗、护理或进餐时应暂停铺床；铺床时动作轻稳，避免尘土飞扬；遵循节力原则：铺床时身体靠近床边，上身保持直立，两腿前后或左右分开，操作应避免无效动作，减少走动次数。

（二）暂空床

1．目的

保持病室整洁，供新入院患者或暂时离床活动的患者使用。

2．操作要点

护士站在右侧床头，将备用床的床头盖被向内反折1/4，再扇形三折于床尾，并使之平齐。其余操作同备用床。

（三）麻醉床

1．目的

便于接收和护理麻醉手术后的患者；使患者感到安全、舒适，预防并发症；保证床上用物不被血或呕吐物污染。

2．评估患者

评估患者的诊断和病情、术前准备情况、手术和麻醉方式、术后需要的治疗物品等。

3．准备用物

（1）备麻醉护理盘。治疗巾内放置开口器、舌钳、牙垫、通气导管、治疗碗、输氧导管、吸痰导管、压舌板、镊子、纱布、棉签、生理盐水。治疗巾外放置血压计、听诊器、治疗巾、弯盘、胶布、手电筒、护理记录单及笔。

（2）另备输液架，必要时备吸引器、引流袋、胃肠减压器等。

（3）备麻醉床所需用物。

4．操作要点

（1）撤除原有枕套、被套、床单，全部换为清洁床上用物。

（2）铺好近侧大单后，根据病情铺橡胶单及中单。中单要遮住橡胶单，中线对齐床中线，铺于床中部。如需铺在床头，上端与床头平齐，下端压在床中部的橡胶单和中单上，下垂部分塞入床垫下。如铺在床尾，下端与床尾平齐。

（3）转至对侧，逐层铺好大单、橡胶单和中单，平塞于床垫下。

（4）盖被两侧边缘向内反折使之与床沿平齐，上端与床头平齐，尾端向内折与床尾平齐，盖被纵向呈扇形三折置于背门一侧；枕头横立于床头，开口背门。

（5）移回床旁桌，根据需要，将麻醉护理盘放于床旁桌上；移开床旁椅，避免其妨碍患者被移至病床上；输液架置于床尾。

（四）卧床患者床单位整理

1. 目的

保持病床平整，使患者感觉舒适，预防压力性损伤等并发症。

2. 操作要点

一床一巾湿扫法，防止交叉感染。操作过程中注意观察患者病情变化。

（五）卧床患者床单位更换法

1. 目的

保持病床清洁，使患者感觉舒适，预防压力性损伤。

2. 操作要点

必要时使用床档，防止患者坠床。减少过多翻动和暴露患者，防止疲劳及患者受凉。发现病情变化，立即停止操作。

五、卧位与安全护理

（一）卧位的分类

1. 主动卧位

患者根据自己的习惯随意采取的舒适体位，常见于轻症患者。

2. 被动卧位

患者自己无能力变换体位，卧于他人安置的体位。常见于昏迷、瘫痪、极度衰弱患者。

3. 被迫卧位

患者意识清楚，有变换体位的能力，但为了减轻痛苦或治疗需要而被迫采取的体位。如肺源性心脏病引起呼吸困难的患者常采取端坐位，膀胱镜检查的患者则采取截石位等。

（二）常用卧位

1. 仰卧位

1）去枕仰卧位

（1）适用范围：①全身麻醉未清醒或昏迷患者，以防止呕吐物流入气管，引起窒息或肺部感染。②椎管内麻醉或脊髓穿刺后 6 ~ 8 h 的患者，以免过早抬高头部，致使脑脊液自穿刺处渗出至脊膜腔外，造成脑压过低，牵张颅内静脉窦和脑膜等组织而引起头痛。

（2）要求：去枕仰卧，枕头横置于床头，头偏向一侧。

2）屈膝仰卧位

（1）适用范围：①腹部检查，使腹肌放松，有利于检查。②导尿及会阴冲洗等，有利于暴露操作部位。

（2）要求：患者仰卧，头下垫枕，两臂置于身体两侧，两脚平踏于床上，两膝屈起并稍向外分开。

3）中凹卧位

（1）适用范围：休克患者。抬高头胸部，有利于气道通畅，改善缺氧症状；抬高下肢，有利于静脉血回流，增加回心血量，缓解休克的症状。

（2）要求：头胸部抬高 10°~20°，下肢抬高 20°~30°。

2. 侧卧位

（1）适用范围：①灌肠、肛门检查及配合胃镜、肠镜检查。②臀部肌内注射（下腿弯曲，上腿伸直）。③预防压力性损伤时，侧卧位与仰卧位交替使用，以避免局部长期受压。

（2）要求：患者侧卧，两臂屈肘，一手放在枕旁，一手放在胸前，下腿伸直，上腿弯曲；两膝间、胸背部置软枕，以扩大支撑面，增进舒适感和安全感。

3. 半坐卧位

（1）适用范围：①心肺疾病引起的呼吸困难。此卧位借助重力作用使膈肌下降，胸腔容积扩大，可减轻腹腔脏器对心肺的压迫，增加肺活量。同时，由于回心血量减少，可减轻肺部淤血和心脏负担，改善呼吸困难。②腹腔、盆腔手术后或有炎症的患者。该卧位可使腹腔渗出液流入盆腔，使感染局限化，同时，可防止感染向上蔓延引起膈下脓肿。此外，腹部手术后的患者采取半卧位还可减轻腹部缝合处的张力，减轻疼痛，有利于切口愈合。③面部及颈部手术后的患者，此卧位可减少局部出血。④恢复期体质虚弱的患者，此卧位可使患者适应体位变化，向站立过渡。

（2）要求：先摇起床头支架，呈 30°~50°，再摇起膝下支架，以防患者身体下滑。放平时先摇下膝下支架，再摇下床头支架。

4. 端坐位

（1）适用范围：支气管哮喘发作、左心衰竭、心包积液的患者，因极度呼吸困难而被迫端坐。

（2）要求：床头支架呈 70°~80°，膝下支架呈 15°~20°。床上放一跨床小桌，桌上放软枕。患者身体稍前倾，俯于桌上休息，也可向后靠。

5. 俯卧位

（1）适用范围：①腰背部手术或检查，胰、胆管造影检查等。②腰、背、臀部有伤口，不能平卧或侧卧者。③胃肠胀气所致的腹痛，俯卧位可使腹腔容积增大，缓解疼痛。

（2）要求：俯卧，两臂屈肘放于头两侧，两腿伸直，胸、髋、踝部各置软枕，头偏向一侧（使患者舒适且利于呼吸）。

6. 头低足高位

（1）适用范围：①十二指肠引流，有利于胆汁排出。②肺部分泌物引流，有利于痰液咳出。③产妇胎膜早破时，减轻腹压，降低羊水冲力，以防止脐带脱垂。

④跟骨、胫骨结节、骨盆骨折牵引时可利用人体的重力作为反牵引力。

（2）要求：患者仰卧，枕头横立于床头，床尾垫高 15 ～ 30 cm。

7. 头高足低位

（1）适用范围：①降低颅内压、预防脑水肿。②颅脑手术后患者。③颈椎骨折患者进行牵引时用作反牵引力。

（2）要求：患者仰卧，枕头横立于床尾，床头垫高 15 ～ 30 cm。

8. 膝胸卧位

（1）适用范围：①矫正子宫后倾或胎位不正。②促进产后子宫复原。③肛门、直肠及乙状结肠的检查和治疗。

（2）要求：患者跪卧，两小腿平放于床上，稍分开，大腿与床面垂直，胸部贴床面，腹部悬空，臀部抬起，头偏向一侧，两臂屈肘，置于头的两侧。若孕妇为矫正胎位不正，则每次不应超过 15 min。

9. 截石位

（1）适用范围：①会阴与肛门部位检查、治疗或手术。②产妇分娩。

（2）要求：患者仰卧于检查台上，两腿分开放于支腿架上，臀部齐床缘，两手放于胸部或身体两侧。注意保护患者隐私。

（三）更换卧位方法

1. 协助患者移向床头

1）目的

协助已滑向床尾且自己不能移回的患者移向床头，使其舒适、安全。

2）操作方法

向患者解释操作的目的、方法和注意事项，以取得患者的合作。有两种方法。

（1）一人法：用于体重较轻的患者。固定床轮，松开盖被。放平床头支架，枕头横立于床头，避免碰伤患者。患者仰卧屈膝，双手握住床头栏杆，两足蹬床面。护士一手托患者肩部，一手托患者臀部，使其移向床头。

（2）两人法：用于体重较重或病情较重者。固定床轮，松开盖被。放平床头支架，枕头横立于床头。患者仰卧屈膝。两名护士分别站在床的两侧，交叉托住患者的颈肩部和臀部，同时抬起患者移向床头。两人也可以站在同侧，一人托住患者颈、肩部及腰部，另一人托住臀部和腘窝部，同时抬起患者移向床头。

2. 协助患者翻身侧卧

1）目的

协助卧床患者更换卧位，使患者舒适；预防并发症，如压力性损伤、坠积性肺炎等；适应治疗和护理的要求。

2）操作方法

（1）一人法：用于体重较轻的患者。固定床轮，松开盖被。患者仰卧，两手放于腹部,两腿屈曲。将患者两下肢移向护士侧床沿,再将肩、腰、臀部移向护士侧。护士一手扶肩,另一手扶膝,轻推患者转向对侧,使其背向护士,按侧卧位法安置好患者。

（2）两人法:用于体重较重或病情较重者。固定床轮,松开盖被。两名护士站在床的同侧,一人托患者的颈、肩、腰部,另一人托住患者的臀部和腘窝处,两人同时抬起患者移向近侧,然后分别托住患者的肩、腰部和臀、膝部,轻推患者转向对侧,按侧卧位法安置好患者。

3. 注意事项

（1）根据患者病情及皮肤受压情况确定翻身间隔时间。

（2）不可拖拉患者,避免擦伤皮肤,注意节力原则。

（3）翻身前将导管安置妥当;翻身过程中避免液体逆流;翻身后检查导管是否扭曲,保持导管通畅。

（4）为手术后患者翻身时,应先检查敷料是否脱落、是否清洁干燥,如被分泌物浸湿,应先换药再翻身。

（5）颅脑手术后的患者,头部翻转过剧可引起脑疝,导致患者死亡,故颅脑手术后患者应卧于健侧或平卧,且保持头高足低。

（6）骨牵引的患者翻身时不可放松牵引。

（7）石膏固定和伤口较大的患者,翻身时和翻身后应防止患处受压。

（8）按要求记录好翻身时间、频率及患者皮肤状况。

（四）常见保护具的应用

1. 目的

防止小儿、高热、谵妄、昏迷、躁动及危重患者发生意外,确保患者安全和治疗护理工作的顺利进行。

2. 应用

（1）床档:用于保护患者,以防坠床。

（2）约束带:用于躁动或精神病患者,以限制躯体活动。宽绷带约束带,用于固定手腕及踝部;肩部约束带,用于固定双肩,限制患者坐起;膝部约束带,用于固定膝部,限制患者下肢活动;尼龙搭扣约束带,用于固定手腕、上臂、膝部和踝部。

（3）支被架:用于肢体瘫痪、极度虚弱的患者,防止盖被压迫肢体。也可用于烧伤患者暴露疗法时保暖。

3. 注意事项

（1）严格掌握保护具应用的适应证,并向患者解释,取得其理解,维护患者自尊。

（2）保护具只能短期使用,且需定时松解（每2h一次）。使用保护具时应使患者肢体处于功能位。

（3）用约束带时应局部置衬垫，松紧合适。应经常观察皮肤颜色（每15 min观察1次），必要时行局部按摩，促进血液循环。

（4）做好记录，如使用原因、使用时间、观察结果、采取的护理措施、停止使用时间。

六、运送患者法

（一）轮椅运送法

1. 目的

协助不能行走但能坐起的患者下床活动，以促进血液循环及体力恢复。

2. 操作要点

（1）轮椅椅背与床尾平齐，翻起脚踏板，拉起车闸固定轮椅，如无车闸，护士可站在轮椅后固定轮椅。

（2）扶助患者上轮椅，待患者坐稳后，翻下脚踏板，嘱患者双脚踏在上面。

（3）推轮椅时，嘱患者手扶轮椅扶手，尽量靠后坐，勿前倾或自行下轮椅。下坡时要减速，注意观察患者反应。

（4）欲下轮椅时，轮椅推至床尾，椅背与床尾平齐，拉起车闸固定车轮，翻起脚踏板，扶助患者下轮椅。

3. 注意事项

（1）应经常检查轮椅，保持完好。

（2）推轮椅时速度宜慢，以免患者感到不适和发生意外。

（3）上坡时使患者面朝坡上，下坡时应减速。

（4）过门槛时应翘起前轮，避免过大震动。

（5）注意为患者保暖。

（二）平车运送法

1. 目的

运送不能起床的患者在院内进行各项检查或转运等。

2. 操作要点

1）挪动法

用于病情许可，能在床上活动者。

将平车与床平行紧靠床边，大轮端靠床头。上车时，护士协助患者以上身、臀部、下肢顺序向平车挪动；下车时，嘱患者先挪动下肢、臀部，再挪动上半身。

2）单人搬运法

用于体重较轻，上肢活动自如的患者。

将平车推至床尾，使平车头端与床尾呈钝角。护士一臂自患者近侧腋下伸入至对侧肩部，另一臂伸入患者臀下，患者将双手交叉放于护士颈后，护士抱起患者放于平车中央。

3）两人搬运法

用于体重较重，不能活动的患者。

使平车头端与床尾呈钝角。护士甲、乙站在同侧，嘱患者上肢交叉于胸前。甲一手臂托住患者的头、颈、肩部，另一手臂托住腰部；乙一手臂托住患者的臀部，另一手臂托住患者腘窝部。两人合力抬起患者，使患者身体稍向护士侧倾斜，再同时移步轻放患者于平车中央。

4）三人搬运法

适用于体重超重，不能活动的患者。

使平车头端与床尾呈钝角。三人位于同侧床旁，嘱患者上肢交叉于胸前。甲托住患者头、颈、肩和胸部，乙托住患者背、腰、臀部，丙托住患者腘窝和小腿部及双足。三人同时平稳移动患者至平车中央。

5）四人搬运法

用于颈椎、腰椎骨折患者或病情较重者。

平车与床平行紧靠床边，大轮端靠床头。甲站于床头，托住患者头、颈、肩部；乙站于床尾，托住患者双腿；丙和丁分别站于病床和平车的一侧，抓住帆布兜或中单四角。四人合力同时抬起患者放于平车中央。

3. 注意事项

（1）搬运前要仔细检查平车，确保患者安全。

（2）搬运时要注意节力，缩短搬运距离。抬起患者时，应尽量使患者靠近搬运者身体。

（3）运送中应使患者头卧于大轮一端；护士在患者头侧，以利于观察病情；上、下坡时头在高处一端，以免患者不适；输液及留置引流管患者，应保持管道通畅，避免管道脱落、受压或逆流。

（4）搬运骨折患者时，应在平车上垫木板，将骨折部位固定好；保持车速平稳。

（5）搬运颅脑损伤、颌面部外伤及昏迷患者时，将头偏向一侧；搬运颈椎损伤的患者时，患者头部应保持中立位。

（6）进出门时先将门打开，不可用车撞门。

（7）注意为患者保暖。

七、出院患者的护理

（一）出院前的护理

（1）通知患者及其家属，协助其做好出院准备。

（2）办理出院手续：执行出院医嘱，填写出院通知单，结账，凭出院医嘱领取药物，指导患者掌握用药常识，协助患者整理个人用物。

（3）健康教育：根据患者的康复状况，进行恰当、适时的健康教育，指导患者掌握出院后在休息、饮食、用药、功能锻炼、定期复查及心理调节等方面的注意事项。必要时可为患者或其家属提供有关的书面资料，以便患者或其家属掌握有关的护理知识、技能和护理要求。

（4）征求患者对护理工作的意见，填写满意度调查表，以便改进护理工作质量。

（二）有关文件的处理

（1）在体温单 40 ~ 42℃之间纵行填写出院时间。

（2）注销有关卡片，如诊断卡、床尾卡、服药单（卡）、注射单（卡）、饮食单（卡）和治疗单（卡）等。

（3）整理出院病历，归档按顺序排列出院病案（住院病历首页、出院记录或死亡记录、入院记录、病史及体格检查、病程记录、各种检查及检验报告、护理记录单、医嘱单、体温单）。

（4）填写患者出院登记簿。

（三）床单位处理

（1）撤下污被服，送洗衣房清洗。

（2）床垫、被褥、枕芯在日光下暴晒 6 h 或用紫外线灯照射消毒。

（3）室内物品擦拭消毒；非一次性脸盆、痰杯用消毒溶液浸泡。

（4）病室开窗通风。

（5）按要求处理后，铺备用床准备接收新患者。

（6）传染病患者离院后按传染病终末消毒法处理。

第三节　给药护理

一、概述

（一）护士角色与职责

1. 严格遵守安全给药的原则

（1）按医嘱要求准确给药。医嘱必须清楚、明确，护士对医嘱有疑问时，应及时向医生提出，切不可盲目执行，也不可擅自更改医嘱。

（2）严格执行查对制度。将准确的药物，按准确的剂量、准确的方法，在准确的时间内给予准确的患者。为此，须切实做到"三查八对"。"三查"指操作前、操作中、操作后均须进行查对。"八对"指核对床号、姓名、药名、药物浓度、药物剂量、药物用法、用药时间、药物有效期。

（3）按需要进行过敏试验。对易致变态反应的药物，用药前须做过敏试验，结果阴性方可使用。用药过程中要密切观察疗效及不良反应，并做好有关记录。

2. 熟练掌握正确的给药方法与技术

不同的给药方法有其相应的操作规程及要求，熟练掌握给药技术是护士胜任给药护理工作的必备条件。

3. 促进疗效及减轻药物不良反应

训练有素的护士应能掌握有关药物的药理知识，遵医嘱采取有效的措施以促进疗效及减轻药物不良反应。

4. 指导患者合理用药

为满足患者的需要，护士应告知患者所用药物的作用、用法及药物可能引起的不良反应。此外，还要注意患者对药物治疗的信赖程度与情绪反应，有无药物依赖、滥用药物或不遵医嘱等行为，并采取相应的行为指导。

5. 参与药物管理

（1）药柜放置：置药柜于光线明亮处，但应避免阳光直射；应有专人定期检查药品质量，确保用药安全。

（2）药品放置：按内服、外用、注射、剧毒药等分类放置。贵重药、剧毒药、麻醉药加锁保管，使用专本登记并严格交班。

（3）药瓶有明显标签：内服药标签为蓝色边，外用药标签为红色边，剧毒药标签为黑色边。标签上标明药名（商品名与通用名对照）、浓度、剂量、有效日期等。

（4）定期检查：药物要定期检查，如有沉淀、浑浊、异味、潮解、霉变或标签脱落、难以辨认等现象，应立即停止使用。

（5）分类保存：①易氧化和遇光易变质的药物，如维生素C、氨茶碱、盐酸肾上腺素等，应放入棕色瓶或避光纸盒内，置于阴凉处。②易挥发、潮解或风化的药物，如乙醇、过氧乙酸、糖衣片、干酵母片等，应装瓶盖紧。③易被热破坏的药物，如疫苗、胎盘球蛋白、抗毒血清等，应置于干燥阴凉处或 2 ~ 10℃低温处冷藏保存。④易燃、易爆的药物，如乙醚、环氧乙烷、乙醇等，应单独存放于阴凉低温处，远离明火。⑤特殊药物，如患者个人专用的特殊药物，应单独存放，并注明床号、姓名等。

（二）影响药物作用的因素

1. 药物方面

1）药物剂量

一般而言，在一定范围内，剂量越大，药物在体内的浓度越高，作用也就越强。若药物超过有效量，则会引起毒性反应。

2）药物剂型

不同的药物剂型的起效时间、药效强度及维持作用时间均不同。药物剂型改变时，大多数药物作用的性质不变，但也有些药物不同的剂型可产生不同的药效。

3）给药途径

常用的给药途径有消化道给药（如口服、舌下给药、直肠给药等）、注射给药（如肌内注射、皮下注射、静脉注射、动脉注射等）、呼吸道吸入给药、皮肤黏膜给药。除静脉和动脉注射是将药液直接注入静脉和动脉进入血循环外，其他药物在体内均有一个吸收过程，吸收速度由快至慢的顺序为：气雾吸入＞舌下含服＞直肠给药＞肌内注射＞皮下注射＞口服给药＞皮肤给药。不同的给药途径，可使药物产生不同的作用，如硫酸镁口服给药产生导泻与利胆的作用，而注射给药则产生镇静和降压的作用。

4）给药时间

给药的间隔时间应以药物的半衰期作为参考依据，尤其是抗生素类药物更应注意维持药物在血液中的有效浓度。

5）联合用药

联合用药指为了达到治疗目的而采取的两种或两种以上药物同时或先后应用的用药方法。若联合用药后使原有的效应增强称为协同作用；若联合用药后使原有的效应减弱称为拮抗作用。临床上联合用药的目的是发挥药物的协同作用，增强治疗效果，避免或减轻药物的不良反应。注射药物在混用时需严格按照"常见药物配伍禁忌"的规定进行。

2. 机体方面

1）生理因素

（1）年龄与体重：一般情况下，药物用量与体重呈正比，但儿童和老人需特殊考虑。《中华人民共和国药典》（简称药典）规定用药剂量在 14 岁以下为儿童用药剂量，14 ~ 60 岁为成人用药剂量，60 岁以上为老人用药剂量。

（2）性别：虽然性别不同对药物的反应一般无明显的差异，但女性在用药时应注意"三期"，即月经期、妊娠期和哺乳期对药物作用的影响。

2）病理因素

在病理因素中，肝、肾功能受损程度对药物代谢速度具有特殊意义。

3）心理、行为因素

在心理、行为因素中，患者的情绪、对药物治疗的信赖程度及对治疗是否配合等最重要，这在一定程度上可影响到药物效应。

二、口服给药法

（一）目的

协助患者遵医嘱安全、正确地服药，达到减轻症状和治疗疾病的作用。

（二）取药、配药和发药的方法

1. 取药

根据药物剂型，采取不同的取药方法。①固体药用药匙取药。②水剂用量杯，更换药液品种时应将量杯洗净后再用。③药液不足 1 mL 用滴管吸取计量（1 mL 为 15 滴）。④油剂及按滴计算的药液，可先在杯中加少许冷开水，再滴入药液，以免药液吸附在药杯壁，影响剂量。⑤个人专用药应单独存放，注明床号、姓名、药名、剂量。

2. 配药

①根据口服药医嘱单配药。②先配固体药，再配水剂。③数种药片可放在同一药杯内；多种药液分别放置在不同药杯中。全部药物配完后，重新查对一次，然后双人核对无误后方可发药。

3. 发药

①应在规定时间内核对及分发药物，并在患者用温水送服后方可离开。②如为危重患者，应协助喂药。③如为婴幼儿、上消化道出血患者，须将固体药物碾碎后再口服。④因故不能服药者，应将药取回并交班。⑤发药时，患者如提出疑问，应耐心倾听，并重新核对，确认无误后给予解释，再给患者服下。⑥发药完毕，收回药杯，按规定处理。

（三）健康教育

（1）健胃药应在饭前服，因其可刺激味觉感受器，使胃液大量分泌，增进食欲。

（2）助消化药及对胃黏膜有刺激性的药物，宜在饭后服，以便使药物和食物均匀混合，有助于消化或减少对胃壁的刺激。

（3）止咳糖浆对呼吸道黏膜起安抚作用，服后不宜饮水，以免冲淡药物。同时服用多种药物时，应最后服用止咳糖浆。

（4）缓释片、肠溶片、胶囊吞服时不可嚼碎，需要嚼服的药品护士要特别提醒。

（5）抗生素和磺胺类药物要准时服用，以保证有效的血药浓度。

（6）某些磺胺类药和退热药，服后宜多饮水。前者由肾脏排出，尿少时易析出结晶，使肾小管堵塞；后者起发汗降温作用，多饮水可增强药物疗效。

（7）对牙齿有腐蚀作用和使牙齿染色的药物，如酸类、铁剂，可用吸水管吸取药液，服药后漱口；服用铁剂禁忌饮茶，因茶叶中的鞣酸与铁形成铁盐会妨碍吸收。

（8）发强心苷类药物前应测脉率（心率）及其节律，如脉率低于 60 次 / 分或节律异常，应暂停发药并报告医生。

三、注射给药法

（一）概念、注射原则及注射前准备

1. 概念

注射给药法是将一定量的无菌药液或生物制品用无菌注射器注入体内，以达到预防、治疗目的。

2. 注射原则

（1）严格执行查对制度：三查八对，并仔细检查药液质量、药物有效期及安瓿是否完整。

（2）同时注射多种药物时，应注意有无配伍禁忌。

（3）严格遵守无菌操作原则：注射前洗手，戴口罩。注射部位皮肤用安尔碘以穿刺点为中心由内向外螺旋式消毒，直径＞5 cm，消毒2遍，待干后方可注射。

（4）选择合适的注射器和针头：根据药液量、黏稠度和刺激性的强弱选择。注射器应完整、无裂缝，针头应锐利、无钩、无弯曲，型号合适。一次性注射器的包装应密封，并在有效期内。

（5）选择合适的注射部位：避开神经和血管，不能在发炎、化脓感染、硬结、瘢痕及患皮肤病处进针，需长期注射的患者应合理更换注射部位。

（6）注射的药物应临时抽取：药液现配现用，以防药物效价降低或被污染。

（7）注射前应排尽注射器内空气，严防空气进入静脉形成空气栓塞，排气时避免药物浪费。

（8）进针后，注射前应抽动活塞，检查有无回血。静脉注射必须见回血方可注入药液。皮下、肌内注射，抽吸无回血，才可注入药液。

（9）熟练掌握无痛注射技术：解除患者的思想顾虑，分散其注意力，保证其体位合适，以使其肌肉松弛，易于进针。注射时要"两快一慢"（进针和拔针要快，推药要慢）；注射刺激性强的药物，针头宜粗长，且进针要深；同时注射多种药液，注意配伍禁忌，一般应先注射无刺激性或刺激性弱的药物，再注射刺激性强的药物，且推药速度宜更慢，以减轻疼痛。

（10）不同的注射法有不同的穿刺角度及深度要求，要避免将全部针梗刺入注射部位，以防针头断裂，增加处理难度。

（11）注射用物做到一人一套（注射器用后弃入医用垃圾桶，针头用后弃入锐器桶；止血带、垫巾按要求消毒浸泡）。

3. 注射前准备

1）注射用物准备

（1）治疗车上层：①治疗盘、皮肤消毒溶液（2%碘酊和75%乙醇或安尔碘）、无菌持物镊（放在无菌持物罐内）、砂轮、无菌棉签、乙醇棉球、弯盘等，静脉注射时备止血带和垫巾。②注射器。注射器由针头、空筒、活塞等组成。其中空筒内

壁、乳头、活塞须保持无菌，不得用手接触。针头由针尖、针梗、针栓 3 部分组成，除针栓外壁以外，其余部分须保持无菌，不得用手接触。③注射药物，按医嘱准备。④医嘱单。⑤手消毒液、一次性手套。

（2）治疗车下层：锐器桶、医用垃圾桶、生活垃圾桶、止血带回收桶。

2）抽吸药液

（1）自安瓿内吸取药液法：查对无误后将安瓿尖端药液弹至体部，消毒安瓿颈部和砂轮，用砂轮在安瓿颈部划一锯痕，再消毒拭去细屑，垫无菌纱布折断安瓿（若安瓿颈部有蓝色标记，则无须划痕）。将针头斜面向下放入安瓿内的液面下，抽动活塞，吸取药液，吸药时手只能持活塞柄。吸药毕，轻拉活塞，使气泡聚集在乳头根部，稍推活塞，驱出气体。最后将安瓿套在针头上备用。

（2）自密封瓶内吸取药液法：查对无误后除去铝盖中心部分，消毒瓶塞，待干。手持注射器，吸入与所需药液等量的空气，将针头插入瓶塞内，向瓶内注入空气，倒转药瓶及注射器，使针头在液面以下，吸取药液至所需量，拔出针头，驱出气体。备用。

（3）吸取结晶、粉剂或油剂注射剂法：用生理盐水或注射用水（某些药物有专用溶剂）将结晶或粉剂溶化，待充分溶解后吸取。如为混悬液，需摇匀后再抽吸。油剂可先加温（易被热破坏者除外）或将药瓶用两手对搓后再抽吸。吸取混悬液及油剂时应选用较粗的针头。

（二）常用注射法

1. 皮内注射法

皮内注射法（ID）是将少量药液或生物制品注射于表皮与真皮之间的方法。

1）目的

进行药物过敏试验；预防接种；局部麻醉的先驱步骤。

2）部位

药物过敏试验注射部位在前臂掌侧下段，因该处皮肤较薄，易于注射，且皮色较浅，局部反应易于辨认。预防接种注射部位在三角肌下缘。局部麻醉注射部位在相应部位。

3）要点

持针姿势为平执式，即右手拇指、中指握住空筒，示指固定针栓，针尖斜面向上进针。左手绷紧皮肤，右手持注射器，使针尖与皮肤呈 5° 刺入皮内。进针深度为针尖斜面完全进入皮内。放平注射器，固定住针栓，注入药液 0.1 mL，使局部隆起形成一半球状皮丘。

4）注意事项

若患者对注射药物有过敏史则不做皮试；忌用碘酊消毒皮肤，以免脱碘不彻底影响对局部反应的观察；不可按揉注射部位，患者不可离开病室，20 min 后观察局部反应，作出判断。

2. 皮下注射法

皮下注射法（H）是将少量药液或生物制剂注入皮下组织的方法。

1）目的

预防接种；局部麻醉用药；不宜口服给药且需在一定时间内发挥药效时采用，如胰岛素注射。

2）部位

上臂三角肌下缘、两侧腹壁、后背、大腿前外侧 1/3。

3）要点

一手绷紧局部皮肤，一手持注射器，以示指固定针栓，针尖与皮肤呈 30°～40° 刺入皮下。进针深度为针梗的 1/2～2/3（1.5～2.0 cm），松开绷紧皮肤的手，抽吸无回血后缓慢注射药液。

4）注意事项

针头刺入角度不宜超过 45°，以免刺入肌层；经常注射者，应更换部位，轮流注射；药液少于 1 mL 时，用 1 mL 注射器吸药，保证药物剂量准确；过于消瘦者可捏起局部皮肤，适当减小进针角度。

3. 肌内注射法

肌内注射法（IM）是将一定量药液注入肌肉组织的方法。

1）目的

用于不宜口服或静脉给药时，较皮下注射能更快发挥药效；预防接种。

2）部位

（1）臀大肌：臀大肌注射定位法包括十字法和连线法。①十字法，从臀裂顶点向左或向右画一水平线，然后从髂嵴最高点做一垂线，将一侧臀部分为四个象限，取外上 1/4 处（避开内角）为注射部位。②连线法，髂前上棘和尾骨连线的外上 1/3 处为注射部位。

（2）臀中肌、臀小肌：髂前上棘外侧三横指处（患者手指宽度）。

（3）股外侧肌：大腿中段外侧。一般成人取髋关节下 10 cm 至膝关节上 10 cm 为注射区。

（4）上臂三角肌：上臂外侧，肩峰下 2～3 横指处。此处只可做小剂量注射。

3）要点（以臀大肌注射为例）

①可以采取的体位有两种。侧卧位，上腿伸直，下腿稍弯曲；俯卧位，足尖相对，足跟分开，头偏向一侧。②针头与皮肤呈 90° 刺入肌肉组织。进针深度为针梗的 1/2～2/3。③抽回血，未见回血，一只手固定针头，另一只手注射药物。

4）注意事项

长期进行肌内注射者，需评估患者局部组织状态，并交替更换注射部位；两岁以下婴幼儿不宜选用臀大肌注射，最好选用股外侧肌。

4.静脉注射法

静脉注射法（IV）是自静脉注入药液的方法。

1）目的

用于不宜口服、皮下注射、肌内注射或需要迅速发挥药效时；诊断性检查。

2）部位

①上肢常用肘部浅静脉及手背静脉。②下肢常用大隐静脉、小隐静脉、足背静脉。③小儿头皮静脉。④股静脉。

3）要点

①穿刺部位下方垫小枕。②在穿刺处上方约6 cm处扎止血带。③针尖斜面与皮肤呈15°～30°进针，见回血，沿血管进针少许。④先松止血带，嘱患者松拳，再次抽回血见有回血后缓慢注入药物。⑤拔针后按压穿刺点至不出血。

4）注意事项

①需长期静脉给药者，应由远端小静脉开始，以保护静脉。②观察注射局部皮肤情况，以防止药液外溢而发生组织坏死。③一旦出现局部血肿，立即拔出针头，局部按压。④注射过程中要试抽回血，以检查针头是否仍在静脉内。

5）静脉注射失败的常见原因

①针头斜面未完全进入血管内，表现为可抽吸到回血，但推注药液可有局部隆起，患者主诉疼痛。②针头斜面刺破对侧血管壁，表现为抽吸有回血，部分药液溢出至深层组织，患者主诉疼痛。③针头斜面穿透对侧血管壁，表现为抽吸无回血，药液注入深层组织，患者主诉有痛感。④针头未刺入血管，无回血，注入药物后局部隆起，患者主诉疼痛。

5.股静脉注射法

1）目的

用于急救时作加压输液、输血或采集血标本。

2）部位

股静脉位于股三角区，左手触摸股动脉波动最明显处，其内侧0.5 cm左右即为股静脉。

3）要点

患者取仰卧位，下肢伸直，略外展。针头和皮肤呈90°或45°进针。

4）注意事项

①严格执行无菌操作，以防止感染。②操作完毕拔针后须加压止血3～5 min。③如抽出为鲜红色血液，提示刺入股动脉，应立即拔出针头，用无菌纱布压迫穿刺处5～10 min，直至无出血为止。

第四节 静脉输液与输血

一、静脉输液

（一）静脉输液的原理、目的

1. 原理

静脉输液是利用大气压和液体静压形成的输液系统内压高于人体静脉压的原理将液体输入静脉内。

2. 目的

静脉输液的目的主要包括：①补充水分及电解质。②补充营养。③输入药物，治疗疾病。④增加循环血量，改善微循环，维持血压。

（二）常用溶液及作用

1. 晶体溶液

1）作用

晶体溶液相对分子质量小，在血管内存留时间短，可有效纠正体液及电解质平衡失调。

2）常用晶体溶液

①葡萄糖溶液，可供给水分和热能（常用5%葡萄糖溶液、10%葡萄糖溶液）。②等渗电解质溶液，可补充水分及电解质，维持体液和渗透压平衡（常用0.9%氯化钠溶液、5%葡萄糖氯化钠溶液、复方氯化钠溶液）。③碱性溶液，用于纠正酸中毒（常用5%碳酸氢钠溶液、11.2%乳酸钠溶液）。④高渗溶液，可迅速提高血浆渗透压，利尿脱水，同时可降低颅内压（常用20%甘露醇溶液、25%山梨醇溶液、25%～50%葡萄糖溶液）。

2. 胶体溶液

1）作用

胶体溶液相对分子质量大，在血管内存留时间长，能有效维持血浆胶体渗透压，增加血容量。

2）常用胶体溶液

①右旋糖酐溶液，中分子可扩充血容量，低分子可降低血液黏稠度，改善微循环。②代血浆，可增加血浆渗透压及循环血量，用于急性大出血时（常用羟乙基淀粉）。③血液制品，可扩大和增加循环血容量，补充蛋白质和抗体，提高机体免疫力（常用5%白蛋白）。

（三）常用静脉输液部位

1. 周围浅静脉

手背静脉网是成年患者静脉输液时的首选穿刺部位；肘正中静脉、贵要静脉、头静脉可用来采集血标本、静脉推注药液。

2. 头皮静脉

头皮静脉常用于小儿的静脉输液，常用的头皮静脉有颞浅静脉、额静脉、枕静脉、耳后静脉。

需对头皮静脉与头皮动脉进行鉴别。①头皮静脉：外观微蓝，薄、易压瘪，向心，血液色暗红，阻力小。②头皮动脉：外观浅红或与皮肤同色，厚、不易压瘪，离心，血液色鲜红。

3. 锁骨下静脉和颈外静脉

锁骨下静脉和颈外静脉常用于中心静脉插管。

（四）常用静脉输液法

由于密闭式周围静脉输液法污染机会少，故临床广泛使用。以下的静脉输液法以密闭式周围静脉输液法为例。

1. 目的

同静脉输液。

2. 用物准备

（1）治疗车上层：①治疗盘，内备注射盘用物一套、弯盘、注射器及针头、止血带、治疗巾、垫枕、输液贴膜、胶布、瓶套、砂轮、开瓶器、输液器、静脉留置针、冲管液。②输入液体及药物，按医嘱准备。③输液医嘱执行单。④手消毒液。

（2）治疗车下层：锐器桶、医用垃圾桶、生活垃圾桶、止血带回收桶。

（3）其他：输液架、输液泵等。

3. 操作步骤

（1）核对药物。严格执行"三查八对"制度，双人核对药物。

（2）瓶装液体套瓶套后开启、消毒，遵医嘱加入药物，注意配伍禁忌。

（3）粘贴输液卡，注意勿覆盖原有的标签。插入输液器，注意无菌操作（用物使用前均须核对无误）。

（4）核对患者信息，避免差错。

（5）将输液瓶挂于输液架上。倒置茂菲氏滴管使茂菲氏滴管内液面为 1/2 ~ 2/3 满，转正滴管，然后打开调节器，排尽输液管及针头里的气体，防止发生空气栓塞。

（6）连接留置针与输液器，再次排气，将输液管末端放入输液器包装内，保证输液装置无菌。

（7）将垫枕放于穿刺肢体下，铺治疗巾，在穿刺点上方 6 ~ 8 cm 处扎止血带，选择血管后松开止血带。

（8）按常规要求消毒穿刺部位皮肤，消毒范围≥5 cm，待干过程中准备胶布及输液贴膜，并写上日期及时间。

（9）再次扎止血带，二次消毒皮肤（与第一次方向相反）。再次核对患者信息及药物。

（10）取下针套，使针尖斜面向上，右手示指与拇指夹住两翼，再次排气；嘱患者握拳，一手绷紧皮肤，另一手持留置针针头与血管呈15°～30°进针，见回血后放平针翼，顺静脉走行再进针少许；抽出针芯约0.5 cm，继续将套管针送入静脉内；右手固定两翼，迅速撤出针芯弃于锐器桶中。

（11）松开止血带，让患者松拳。打开调节器，待液体滴入通畅、患者无不适后，使用输液贴膜及胶布妥善固定留置针及输液管，调节滴速。

（12）操作后核对信息。整理用物。

（13）输液完毕后常规消毒静脉帽，推注稀释肝素封管液正压封管（每毫升生理盐水含肝素10～100 U，每次用量2～5 mL）。

4. 注意事项

①严格执行无菌操作和查对制度，遵医嘱用药，注意配伍禁忌。②注意保护和合理使用静脉，一般从远端小静脉开始。③输液前需严格排气，输液时严格掌握输液速度，输液过程中加强巡视。④根据患者年龄、病情、药物性质调节滴速，一般成人40～60滴/分，儿童、老年人20～40滴/分。一般年老体弱者、婴幼儿、心肺疾病患者速度宜慢；严重脱水、心肺功能良好者速度可快；输入高渗溶液、含钾药物、升压药物速度宜慢。

（五）输液速度及时间的计算

在输液过程中，每毫升溶液的滴数称该输液器的滴系数（滴/mL）。目前常用静脉输液器的滴系数为15滴/mL。静脉输液的速度及时间可按下列公式计算。

（1）已知液体总量与计划所用的时间，计算每分钟滴数：

每分钟滴数 = 液体总量（mL）× 滴系数 / 输液时间（min）

（2）已知每分钟滴数与输液总量，计算输液所需的时间：

输液时间（h）=[输液总量（mL）× 滴系数] / [每分钟滴数 ×60（min）]

（六）输液常见故障及排除方法

1. 溶液不滴

（1）针头滑出血管外：局部有肿胀、疼痛，应另选血管重新穿刺。

（2）针头斜面紧贴血管壁：可调整针头位置或适当变换肢体位置，直到滴注通畅为止。

（3）针头阻塞：一手捏住滴管下端输液管，另一手轻轻挤压靠近针头部分的输液管，若感到有阻力，松手又无回血，应更换针头重新穿刺，切忌强行挤压或冲管。

（4）压力过低：由患者周围循环不良或输液瓶高度不够所致，可抬高输液瓶位置或放低肢体位置。

（5）静脉痉挛：用热水袋或热毛巾热敷注射部位，可缓解静脉痉挛。

2.滴管内液面过高

从输液架上取下输液瓶，倾斜液面，使插入瓶内的针头露于液面上，待液体缓缓流下，直至滴管露出液面，再将输液瓶挂于输液架上，继续进行输液。

3.滴管内液面过低

一手折叠滴管下端输液管，另一手同时挤压滴管，迫使液体流入滴管，直至液面升高至滴管1/2处，松手即可。

4.滴管内液面自行下降

检查滴管上端输液管和滴管各衔接部位是否松动，滴管有无漏气或裂隙，必要时更换输液器。

（七）常见输液反应及护理

1.发热反应

1）原因

由输入致热物质引起。多由于用物清洁灭菌不完善或被污染，输入的溶液或药物制品不纯，消毒保存不良，输液器消毒不严或被污染，输液过程中未能严格执行无菌操作等所致。

2）表现

患者表现为发冷、寒战、发热。轻者体温38℃左右，停止输液数小时后可自行恢复。重者体温可达40℃，伴头痛、恶心、呕吐等全身症状。

3）护理

（1）预防：严格检查药液质量、输液用具的包装及灭菌日期、有效期等；严格无菌操作，防止致热物质进入体内。

（2）处理：轻者减慢滴速或停止输液，观察体温，并及时通知医生；重者停止输液，送检剩余溶液和输液器；对症处理如物理降温、抗过敏治疗。

2.急性肺水肿（循环负荷过重反应）

1）原因

输液速度过快，短时间内输入过多液体，使循环血容量急剧增加，心脏负荷过重；患者心肺功能不良。

2）表现

①突发呼吸困难、咳嗽、咳泡沫样痰（粉红色，亦可白色）。②听诊示肺部布满湿啰音，心率快且节律不齐。

3）护理

（1）预防：严控输液速度与量。

（2）处理：发生肺水肿，应立即停止输液，通知医生紧急处理。若病情允许，可协助患者取端坐位，双腿下垂，以减少下肢静脉回流。给予高流量氧气吸入（一般为 6 ~ 8 L/min），湿化瓶内加入 20% ~ 30% 乙醇，以降低肺泡内泡沫表面的张力，消散泡沫，改善气体交换，减轻缺氧症状。遵医嘱给予镇静、平喘、强心、利尿和扩血管药物，以扩张周围血管，加速液体排出。必要时行四肢轮扎，以减少静脉回流血量，但每 5 ~ 10 min 轮换一个肢体。

3. 静脉炎

1）原因

长时间输注高浓度或刺激性较强的药物；局部静脉壁发生化学炎症反应；无菌操作不当引起局部静脉感染。

2）表现

沿静脉走行出现条索状红线，局部组织红、肿、热、痛，可伴畏寒、发热等全身症状。

3）护理

（1）预防：严格执行无菌操作；刺激性药物应稀释后缓慢输注；防止药液外溢；有计划地更换输液部位；使用静脉留置针时选择无刺激性或刺激性小的导管，留置时间不宜过长。

（2）处理：此部位停止输液，并将患肢抬高、制动。可行超短波理疗，每日 1 次，每次 15 ~ 20 min。局部用 50% 硫酸镁湿热敷，每日 2 次，每次 20 min。如合并感染，遵医嘱给予抗生素治疗。

4. 空气栓塞

1）原因

输液管内空气未排尽；液体输完未及时更换或拔针；导管连接不紧，有漏气；加压输液时无人守护。

2）病理

大量空气进入右心室后阻塞在肺动脉入口，使血液（静脉）不能进入肺内进行气体交换，引起机体严重缺氧而死亡。

3）表现

患者感到胸骨后疼痛，呼吸困难，严重发绀，有濒死感。听诊心前区可闻及响亮、持续的"水泡声"。心电图示心肌缺血和急性肺心病表现。

4）护理

（1）预防：输液前认真检查输液器质量，排尽输液管内的空气；液体输完及时添加药液或拔针；加压输液时，专人守护。

（2）处理：将患者置于左侧卧位，保持头低足高位，使气体浮向右心室心尖部，避开肺动脉入口；给予高流量氧气吸入；观察患者病情，对症处理。

5. 输液微粒污染

输入液体中含有非代谢性颗粒杂质，一般直径为 1 ~ 15 μm，亦可为 50 ~ 300 μm。

1）原因

药液原料不纯；橡胶塞腐蚀剥脱形成；加药时带入。

2）病理

堵塞血管，使局部组织供血不足；形成血栓，致静脉炎和血管栓塞；形成肉芽肿（主要在肺内）；造成组织炎症或形成肿块；可发生血小板减少和变态反应。

3）护理

①严格原料筛选和制剂操作规程。②使用规范的注射用具。③保证配液、输液环境的清洁。④严控药物配伍数量；药液现用现配。⑤使用输液终端滤器。

二、静脉输血

（一）概念

静脉输血是将血液制品通过静脉输入人体内的方法。

（二）目的

补充血容量；纠正贫血；补充血小板和各种凝血因子；输入抗体、补体，增加机体免疫能力；补充血浆蛋白，排除有害物质。

（三）血液制品的种类

1. 全血

全血指采集的血液未经任何加工而全部保存待用的血液。可分为新鲜血和库存血。

（1）新鲜血：新鲜血指在 2 ~ 6℃环境下保存 5 d 内的酸性枸橼酸盐葡萄糖（ACD）全血，或保存 10 d 内的枸橼酸盐葡萄糖（CPD）全血。适用于血液病患者，可以补充各种血细胞、凝血因子和血小板。

（2）库存血：库存血指在 2 ~ 6℃环境下保存 2 ~ 3 周的全血。虽含有血液的各种成分，但白细胞、血小板、凝血酶原等成分随保存时间的延长破坏较多，钾离子含量增加，酸性增强。大量输注库存血可引起高钾血症和酸中毒。适用于各种原因引起的大出血。

2. 成分血

成分血是将全血中一种或多种血液成分分离出而制成的血液制品。

（1）血浆：为全血分离后所得的液体部分。主要成分为血浆蛋白。①新鲜冰冻血浆：在 -18℃以下环境中保存，保质期 1 年；使用方法为输注前放在 37℃温水中融化后使用，用于血容量及血浆蛋白较低的患者。②普通冷冻血浆：新鲜冰冻血浆保存超过 1 年后继续保存，有效期 4 年。

（2）红细胞：①浓缩红细胞，用于携氧功能缺陷和血容量正常的贫血患者。②洗涤红细胞，用于免疫性溶血性贫血患者、器官移植术后患者。③悬浮红细胞，用于战地急救及中、小手术者。

（3）白细胞浓缩悬液：用于粒细胞缺乏伴严重感染的患者。20～24℃环境下保存期为24 h。

（4）浓缩血小板：用于血小板数量减少或功能障碍性出血的患者。

3．其他血液制品

（1）白蛋白制剂：用于低蛋白血症患者。

（2）凝血因子制剂：用于各种原因引起的凝血因子缺乏的出血性疾病患者。

（3）免疫球蛋白制剂：用于免疫抗体缺乏的患者。

（四）血型及交叉配血试验

1．血型

血型指红细胞膜上特异抗原的类型。

1）ABO血型系统

ABO血型是根据红细胞膜上是否存在凝集原A与凝集原B而将血液分为A、B、AB、O型。

2）Rh血型系统

Rh血型以D抗原存在与否来表示Rh阳性或阴性。汉族人中99%为Rh阳性，Rh阴性者不足1%。

2．交叉配血试验

交叉配血试验的目的在于检查受血者与供血者之间有无不相合抗体。

1）直接交叉配血试验

直接交叉配血试验是用受血者血清和供血者红细胞进行配合试验，检查受血者血清中有无破坏供血者红细胞的抗体。其结果绝对不可有凝集或溶血现象。

2）间接交叉配血试验

间接交叉配血试验是用供血者血清和受血者红细胞进行配合试验，检查供血者血清中有无破坏受血者红细胞的抗体。

（五）静脉输血的方法

1．输血前准备

（1）备血：根据医嘱填写输血申请单，并采血送血库做血型鉴定和交叉配血试验。

（2）取血：护士凭取血单到血库取血，与血库人员共同核对患者姓名、性别、年龄、科室、床号、住院号、血袋号、血型、血液有效期、交叉配血结果、血液种类和剂量、血袋外观，核对无误后护士在取血单上签字后方可取血。取血后勿剧烈振荡血液，勿加温，而应自然复温，在室温下放置15～20 min再输入。

（3）输血前双人核对。

2. 输血方法

1）间接输血法

将抽出的供血者的血液，按静脉输液法输给受血者称为间接输血法。其方法是：①按密闭式周围静脉输液法（一次性输液器换成一次性输血器）先给患者输入少量生理盐水。②"三查八对"。③开始滴速宜慢，15 min 后若无不良反应，再调整滴速，成人一般为 40 ~ 60 滴 / 分，儿童酌减。④输入 2 袋以上血液时，2 袋之间需输入适量生理盐水冲管。输血结束时，继续滴入生理盐水，直至输血器内血液全部输完后拔针。

2）直接输血法

将供血者的血液抽出后立即输给患者称直接输血法(同静脉注射)。常用于婴幼儿少量输血或无库存血而患者急需输血时。其方法是：①在准备好的无菌注射器内抽取一定量的抗凝剂（每 50 mL 血中加 3.8% 枸橼酸钠溶液 5 mL）。②3 名护士配合操作，分别担任抽血、传递和输血任务。③连续抽血时，可更换注射器而不需拔出针头，用手指压迫穿刺部位前端静脉以减少出血。④输血毕拔出针头，用无菌纱布按压穿刺点片刻至无出血。

3. 注意事项

（1）根据医嘱及输血申请单采集血标本，每次只能为一位患者采集血标本，禁止同时采集 2 位患者的血标本。

（2）输血时须两人核对无误方可输入。

（3）认真检查库存血质量。如血浆变红，血细胞呈暗紫色，两者界线不清，提示血液变质，不能使用。库存血取出后，应在 30 min 内给患者输入。

（4）血液内不得随意加入其他药品。

（5）输血过程中密切观察患者有无输血反应。如发生输血反应，应立即停止输血，给予相应的护理措施，并保留余血以供检查，分析原因。

（6）加压输血时，应有专人守护，以免发生空气栓塞。

（7）输完的血袋需送回输血科保留 24 h。

（六）自体输血

自体输血即输回自己的血。自体输血不需要做血型鉴定和交叉配血试验，不会产生免疫反应，既可节省血源，又可防止发生输血反应，还避免了因输血而引起的疾病传播。

自体输血的形式如下。

（1）贮存式自体输血：一般于术前 3 ~ 5 周开始，每周或隔周采血 1 次。注意最后 1 次采血应在手术前 3 d。

（2）稀释式自体输血：于手术开始前采集患者血液，同时经静脉输入等量的晶体或胶体溶液，使患者血容量保持不变。

（3）回收式自体输血：在手术中收集患者自体失血，经洗涤、加工等处理再回输给患者。多用于脾破裂、输卵管破裂者，自体失血回输的血液总量应控制在 3 500 mL 以内。

（七）常见输血反应及护理

1.发热

发热是最常见的输血反应。

（1）原因：由致热原引起；受血者在多次输血后产生白细胞抗体和血小板抗体，再次输血时发生免疫反应；输血时违反无菌操作原则，造成污染。

（2）症状：可在输血过程中或输血后 1 ~ 2 h 发生，有畏寒或寒战、发热，体温可为 38 ~ 41℃，伴有皮肤潮红、头痛、恶心、呕吐等症状，轻者症状持续 1 ~ 2 h 即可缓解。

（3）护理：①预防。严格管理血库保养液和输血用具，严格执行无菌操作。②处理。反应轻者，减慢滴速；严重者停止输血并通知医生；必要时按医嘱给予解热镇痛药和抗过敏药，如异丙嗪或肾上腺皮质激素等；保留余血、血袋及输血器送检，查找原因。

2.过敏反应

（1）原因：患者为过敏体质；供血者在采血前用过可致敏的药物或食物，使输入的血液中含致敏物质；多次输血的患者，体内产生过敏性抗体。

（2）症状：大多数过敏反应发生在输血后期或即将结束时。表现轻重不一，轻或中度反应者出现皮肤瘙痒、荨麻疹、眼睑水肿、口唇水肿（血管性）；重者出现呼吸困难，两肺闻及哮鸣音，甚至出现过敏性休克。

（3）护理：①预防。正确管理血制品，勿选用有过敏史的供血者；供血者在采血前 4 h 内不吃高蛋白和高脂肪食物，宜用清淡饮食或糖水。②处理。过敏反应发生时，轻者减慢输血速度，给予抗过敏药物，继续观察。重者立即停止输血，通知医生抢救；呼吸困难者给予吸氧，严重喉头水肿者行气管切开，循环衰竭者应遵医嘱给予抗休克治疗；严密观察患者生命体征变化；保留余血及输血器，查找原因。

3.溶血反应

溶血反应是指输入的红细胞或受血者的红细胞发生异常破坏而引起的一系列临床症状，为最严重的输血反应，可分为急性 / 速发型溶血反应和慢性 / 迟发型溶血反应。

1）急性 / 速发型溶血反应

（1）原因：输入了异型血；输入了变质血；血中加入了高渗或低渗溶液，或能影响血液 pH 值的药物，致使大量红细胞被破坏。

（2）症状：重者在输入 10 ~ 15 mL 血液时即可出现症状。初期患者出现头部胀痛、面部潮红、恶心、呕吐、四肢麻木、腰背部剧烈疼痛和胸闷等。继而出现黄疸和酱油色尿，同时伴有寒战、高热、呼吸急促和血压下降等症状。后期患者出现少尿或无尿、高钾血症、酸中毒，严重者可导致死亡。

（3）护理：①预防。认真做好血型鉴定和交叉配血试验；输血前仔细查对，杜绝差错；严格执行血液保存规定，不可使用变质血液。②处理。停止输血并通知医生，保留余血，采集患者血标本重做血型鉴定和交叉配血试验；维持静脉输液通道，遵医嘱供给升压药和其他药物；遵医嘱静脉注射碳酸氢钠碱化尿液，防止血红蛋白结晶，阻塞肾小管；双侧腰部封闭，并用热水袋敷双侧肾区，解除肾小管痉挛，保护肾脏；严密观察生命体征和尿量，并做好记录，对少尿、尿闭者，按急性肾衰竭处理；若出现休克症状，配合抗休克治疗；做好心理护理，缓解患者的焦虑及恐惧。

2）慢性／迟发型溶血反应

慢性／迟发型溶血反应多由 Rh 系统内的抗体抗 D、抗 C 和抗 E 所造成。Rh 阴性患者首次输入 Rh 阳性血液时不发生溶血反应，但输血 2～3 周再次接受 Rh 阳性血液，即可发生溶血反应。此种反应可在输血后几小时至几天后出现，症状、体征较轻，有轻度的发热伴乏力、血胆红素升高。确诊后尽量避免再次输血。

4. 与大量输血有关的反应

大量输血一般指在 24 h 内紧急输血量相当于或大于患者总血容量。常见的与大量输血有关的反应如下。

1）循环负荷过重

循环负荷过重的原因、症状及护理同静脉输液反应中的肺水肿。

2）出血倾向

（1）原因：反复输血、大量输入库存血。

（2）症状：皮肤瘀点或伤口渗血。

（3）护理：需遵医嘱间隔输入新鲜血；观察患者的意识、血压、脉搏变化，注意有无伤口出血、皮肤瘀斑。

3）枸橼酸钠中毒

（1）原因：大量输血、肝功能不全，枸橼酸钠尚未氧化和排出即与血中游离钙结合，使血钙浓度下降，致凝血功能障碍、毛细血管张力减低、血管收缩不良和心肌收缩无力。

（2）症状：手足搐搦、出血倾向、血压下降、心率缓慢，甚至停搏。

（3）护理：每输入库存血 1 000 mL，需按医嘱静脉注射 10% 葡萄糖酸钙 10 mL，以补充钙离子。

5. 其他输血反应

其他输血反应主要包括空气栓塞、细菌污染反应、体温过低等。因此严格把握采血、贮血和输血操作的各个环节，是预防输血反应的关键措施。

第三章　常见护理操作并发症的预防及处理

第一节　鼻饲操作常见并发症的预防及处理

一、腹泻

（一）原因

（1）大量鼻饲液进入胃肠道，引起消化不良性腹泻。

（2）流质食物含脂肪过多引起脂肪泻。

（3）大量使用广谱抗生素，使肠道菌群失调，进而引起腹泻。

（4）鼻饲液浓度过高、温度不当以及鼻饲液配制过程中未严格遵循无菌原则，食物被细菌污染等，均可引起患者腹泻。

（5）某些患者对牛奶、豆浆等不耐受而出现腹泻。

（二）临床表现

患者大便次数增多、大便不成形或排水样便，伴有（或无）腹痛，肠鸣音亢进。

（三）预防及处理

（1）每次鼻饲液量不超过 200 mL，减慢推注速度。

（2）肠道菌群失调患者，可口服乳酸菌制剂；有肠道真菌感染者，可口服氟康唑 0.4 g，每日 3 次，或口服庆大霉素 8 万 U，每日 2 次，2 ～ 3 d 症状即可被控制。严重腹泻无法控制时可暂停喂食。

（3）鼻饲液浓度可由低到高，尽量使用接近正常体液克分子渗透压（300 mmol/L）的溶液，对于较高克分子渗透压的溶液，可采用逐步适应的方法。鼻饲液温度以 39 ～ 41℃为宜。

（4）鼻饲液配制过程中应防止其被污染，每日配制当日量，放置于 4℃冰箱内存放。鼻饲液容器及注射器应每日灭菌后使用。

（5）认真评估患者的饮食习惯，对牛奶、豆浆不耐受者，应慎用含此 2 种物质的鼻饲液。

（6）注意保持肛周皮肤的清洁、干燥，腹泻频繁者，可用温水擦拭后涂氧化锌或鞣酸软膏，预防皮肤并发症的发生。

二、误吸

胃内食物反流可导致误吸，引起吸入性肺炎，甚至窒息，是鼻饲操作较严重的并发症之一。

（一）原因

（1）衰弱、年老或昏迷等患者，吞咽功能障碍或贲门括约肌松弛，较易发生食物反流，引起误吸。

（2）患者胃肠功能减弱，胃排空延迟，易发生食物反流等并发症，引起误吸。

（3）鼻饲时推注的速度过快，一次注入量过多，可使胃内容物过多潴留，腹压增高，引起食物反流，导致误吸。

（二）临床表现

鼻饲过程中，患者可出现呛咳、气喘、呼吸困难、心动过速、咳出或经气管吸出鼻饲液。吸入性肺炎者，还可出现体温升高、咳嗽，肺部可闻及湿啰音和水泡音。

（三）预防及处理

（1）卧床患者鼻饲时应将床头抬高 30°～ 45°，病情允许时，可采用半卧位。

（2）选用管径适宜的胃管，注意鼻饲液量及灌注速度，可用逐次增加鼻饲液量的方法或采用输液泵控制以匀速输入鼻饲液。

（3）昏迷或危重患者翻身应在鼻饲前进行，以免胃受到机械性刺激而引起反流。鼻饲前应先吸净气管内的痰液。

（4）大面积烧伤等患者在胃功能恢复前，应尽可能选择鼻空肠管途径喂养，可减少胃内潴留，并可降低细菌感染发生率，避免食物反流现象发生。

（5）喂养时辅以胃肠动力药，如多潘立酮、西沙必利等，可解决胃痉挛、食物反流等问题，一般在喂养前半小时经鼻饲管注入。

（6）当患者出现呛咳、呼吸困难时，应立即停止鼻饲，通知医生，使患者处于右侧卧位，保持头低足高位，协助医生吸出气道内吸入物，并给予氧气吸入，观察病情变化。

三、恶心、呕吐

（一）原因

恶心、呕吐常因鼻饲液输注的速度过快与量过大引起。

（二）临床表现

患者可出现上腹部不适、紧迫欲吐、面色苍白、流涎、出汗等，吐出胃内容物。

（三）预防及处理

（1）可减慢输注速度，鼻饲液量以递增的方法输入，一般每日 1 000 mL，逐步过渡到常量 2 000 ～ 2 500 mL，分 4 ～ 6 次平均输注，每次持续 30 ～ 60 min，最好采用输液泵 24 h 均匀输入。

（2）鼻饲液温度保持在 40℃左右可减少对胃肠道的刺激。

（3）颅脑损伤患者鼻饲时，注意区别因颅内压增高而引起的恶心、呕吐，可及时给予脱水剂，以缓解症状。

四、鼻、咽、食管黏膜损伤

（一）原因

（1）护士对鼻、咽、食管解剖生理特点不了解，操作时动作粗暴，导致其受到损伤。

（2）因反复插管或患者烦躁不安自行拔出胃管而损伤鼻、咽、食管黏膜。

（3）长期留置胃管对黏膜的刺激引起口腔、鼻黏膜糜烂及食管炎。

（二）临床表现

患者有口腔、鼻黏膜糜烂、出血，咽部及食管灼热、疼痛，吞咽困难等临床表现。有感染时，可出现发热。

（三）预防及处理

（1）插管前与患者进行有效沟通，取得其理解和合作。护士应熟练操作过程，选择适宜的鼻饲管，注意鼻、咽、食管的解剖生理特点。插管不畅时，切忌暴力，以免损伤鼻、咽、食管黏膜。

（2）长期鼻饲者，每日用液状石蜡滴鼻 1 ~ 2 次，防止鼻黏膜干燥糜烂。每周更换胃管 1 次，晚上拔出，并于次晨再由另一鼻孔插入。

（3）鼻腔黏膜损伤引起出血较多时，可用冰生理盐水冷敷或用去甲肾上腺素浸湿的纱布条填塞止血；咽部黏膜损伤，可用地塞米松 5 mg、庆大霉素 8 万 ~ 16 万 U 加入 20 mL 生理盐水内雾化吸入，以减轻黏膜充血水肿；食管黏膜损伤出血，可给予抑酸、保护黏膜药物。

（4）通过 pH 试纸测定口腔 pH 值，选用适当的药物进行口腔护理，每日 2 次，以保持口腔湿润、清洁，防止口腔感染。

五、便秘

（一）原因

长期卧床的患者胃肠蠕动减弱，加上鼻饲液中粗纤维含量较少，致使大便在肠内滞留过久，水分被过多吸收造成大便干结、坚硬和排出不畅。

（二）临床表现

大便次数减少，甚至秘结，患者出现腹胀。

（三）预防及处理

（1）调整鼻饲液的配方，增加纤维素含量丰富的蔬菜和水果的摄入，可适当加入蜂蜜和香油。

（2）使用开塞露，每日 3 次，必要时用 0.2% ~ 0.3% 肥皂水 200 ~ 400 mL 低压灌肠。

（3）老年患者因肛门括约肌较松弛，加上大便干结，往往灌肠效果不佳，需人工采便，即用手指由直肠取出嵌顿的粪便。

六、胃潴留

（一）原因

一次鼻饲的量过多或两次鼻饲间隔时间过短，使胃内容物多，加之胃肠功能减弱，胃肠蠕动减慢，胃排空障碍，导致鼻饲液潴留于胃内（重型颅脑损伤患者多发）。

（二）临床表现

腹胀，胃潴留量 > 150 mL 时可抽吸出胃液，严重者可出现胃食管反流。

（三）预防及处理

（1）每次鼻饲量不超过 200 mL，间隔时间不少于 2 h。

（2）每次鼻饲完后，可协助患者取高枕卧位或半坐卧位，以防止潴留在胃内的食物反流入食管。

（3）在患者病情许可的情况下，鼓励其多进行床上或床边活动，以促进胃肠功能恢复，并可依靠重力作用使鼻饲液顺肠腔运行，预防和减轻胃潴留。

（4）增加卧床者的翻身次数，有胃潴留的重症患者，遵医嘱给予甲氧氯普胺，每 6 h 一次，以加速胃排空。

七、血糖紊乱

（一）原因

（1）患者自身疾病的影响，如重型颅脑损伤患者，机体处于应激状态，肾上腺素水平增高，代谢增加，血糖升高。

（2）大量注入高糖溶液也可引起血糖增高。

（3）低血糖症多发生于长期鼻饲饮食突然停止者。因患者已适应大量高糖溶液，若突然停止给糖，但未以其他形式加以补充，则可出现低血糖。

（二）临床表现

高血糖症临床表现为餐后血糖高于正常值。低血糖症患者可出现出汗、头晕、恶心、呕吐、心动过速等。

（三）预防及处理

（1）鼻饲液配方中尽量不加糖或由营养师配制。对高血糖症患者可遵医嘱给予胰岛素或改用低糖饮食，也可注入降血糖药，同时加强血糖监测。

（2）为避免低血糖症的发生，应缓慢停用原来的高糖溶液，同时补充其他糖。一旦发生低血糖症，立即静脉注射高渗葡萄糖。

八、水、电解质紊乱

（一）原因

（1）患者由饥饿状态转入高糖状态或由于渗透性腹泻引起低渗性脱水。

（2）尿液排出多而盐摄入不足，或鼻饲液的营养不均衡。

（二）临床表现

（1）低渗性脱水患者早期出现周围循环衰竭，特点是直立性低血压，后期尿量减少，尿比重低，血清钠 < 135 mmol/L，脱水征明显。

（2）低血钾患者可出现神经系统症状，表现为中枢神经系统抑制和神经 – 肌肉兴奋性降低症状，早期可出现烦躁，严重者神志淡漠、嗜睡、肌肉无力、腱反射减弱或消失和软瘫等。还可出现窦性心动过速、心悸、心律不齐、血压下降等循环系统症状。血清电解质检查示血清钾 < 3.5 mmol/L。

（三）预防及处理

（1）严格记录出入量，以调整鼻饲液的配方。

（2）监测血清电解质的变化及尿素氮的水平。

（3）尿量多的患者除给予含钾高的鼻饲液外，必要时给予静脉补钾，以防止出现低血钾。

第二节　胃肠减压操作常见并发症的预防及处理

一、引流不畅

（一）原因

（1）置入胃管时患者的吞咽动作与护士的送管动作配合不当，送管太急，胃管进入胃内太多，造成胃管在胃内盘曲、打结。

（2）昏迷患者吞咽反射减弱或消失，对咽部的刺激不敏感，插管时不能配合吞咽，胃管不易进入食管，或进入食管后缺少吞咽动作而盘旋在咽部或食管上段。

（3）胃管置入过深，见于胃空肠吻合术时，胃管置入吻合口下的肠腔内，致使引流不畅。

（4）胃内容物消化不彻底，食物残渣或黏稠的胃液、血凝块阻塞胃管。

（5）胃管留置时间过长，管腔内发生粘连。

（6）胃管的前端紧贴胃壁，持续负压吸引时可能发生吸钳现象。

（7）减压器故障，如胃肠减压装置漏气，失去负压等。

（8）患者烦躁不安，胶布固定不牢，使胃管向外滑出脱离胃腔。

（二）临床表现

患者腹胀未缓解或加剧，检查胃肠减压装置，无引流物引出，或引流物突然减少；引出的胃液量明显低于正常胃液分泌量；注射器回抽时阻力增大；注气时胃部听诊无气过水音；冲洗胃管，引流量明显小于冲洗量。

（三）预防及处理

（1）对于清醒的患者，在插管过程中，护士应耐心向其说明插管的目的和步骤，告知插管过程中配合的注意事项。护士的插管速度尽量与患者的吞咽速度相吻合，以免胃管在患者的口腔内盘曲。工作中加强责任感，定时检查胃管，及时发现和处理滑出的胃管。

（2）为昏迷患者插胃管时，插管前先撤去患者的枕头，使其头向后仰，以免胃管误入气管。当胃管插入 15 cm 时，将患者的头部托起，使下颌靠近胸骨柄，以增大咽喉部通道的弧度，便于胃管顺利通过会厌部，防止胃管在咽部或食管上段盘旋。

（3）定期更换胃管，以防止胃酸长时间腐蚀胃管使其变质，从而发生粘连，造成胃管不通畅。

（4）对昏迷、烦躁的患者进行适当的约束，以防止胃管被拔除。

（5）确定胃管进入胃内方可行负压引流，并注意胃管插入的长度要适中。

（6）禁止将多渣、黏稠的食物、药物注入胃管内。如向胃管内注入药物，需定时用生理盐水冲洗胃管。

（7）如发现胃管阻塞，可先将胃管送入少许，如仍无液体引出，再缓缓地将胃管退出，并边退边抽胃液。每天定时转动胃管，使胃管变动位置，以减少胃管在胃内的粘连。

（8）如确定为食物残渣或血凝块阻塞胃管，可用糜蛋白酶加碳酸氢钠注射液从胃管注入，以稀释和溶解黏稠的胃液、食物残渣或血凝块。

（9）如上述处理无效，则拔除胃管，更换胃管重新插入。

（10）若因胃液过少而不能引出时，可变换患者体位进行抽吸。对于此类患者，应结合腹部的症状来判断胃肠减压的效果。

（11）胃肠减压装置位置应低于胃部，以利于引流。

二、插管困难

（一）原因

插管困难多见于急性肠梗阻患者，精神紧张、合并慢性支气管炎的老年患者，昏迷的患者。护士对上消化道的解剖生理欠熟悉或操作技术不熟练等也可导致插管困难。

（二）临床表现

插管困难可致患者鼻黏膜和咽部黏膜水肿甚至出血。反复插管会引起剧烈的咳嗽，严重时出现呼吸困难。

（三）预防及处理

（1）插管前做好患者的心理护理，介绍插管经过、患者需配合的事项，指导患者做有规律的吞咽动作，使护患配合默契，保证胃管的顺利插入，同时插管的动作要轻柔。

（2）对呕吐剧烈者，护士可以用双手拇指按压患者双侧内关穴 3 ~ 5 min，力度由重到轻，待呕吐缓解后插入胃管；也可嘱其张口呼吸，暂停插管，让患者休息。

（3）对于合并有慢性支气管炎的患者，插管前应先用镇静剂或阿托品肌内注射，再进行插管。

（4）昏迷患者可采用昏迷患者插胃管法。

（5）选用质地优良的硅胶胃管，忌同一胃管反复使用。

（6）护士熟练掌握胃肠减压的专业知识及操作技能。

（7）对咽反射消失或减弱者，可在气管镜或胃镜的配合下进行插管。

（8）反复插管困难者，可在胃管内置导丝辅助插管。

三、上消化道出血

（一）原因

患者有食管静脉曲张或食管梗阻而强行插管所致；插管动作粗暴，或患者剧烈恶心、呕吐时强行插管，损伤食管、胃黏膜所致；胃管附着在胃黏膜上，负压吸引时胃黏膜缺血、坏死形成溃疡所致。

（二）临床表现

引流液由墨绿色变成咖啡色、暗红色甚至鲜红色；伴或不伴有呕血；出血量大时，患者排柏油样便，严重时有晕厥、出汗和口渴等失血过多的表现。

（三）预防及处理

（1）有食管静脉曲张或食管梗阻的患者忌经食管插管。

（2）插管操作时动作应熟练、轻柔，必要时使用专业导丝，以防引起机械性损伤；患者出现剧烈恶心、呕吐时，暂停插管，让患者休息片刻，待恶心、呕吐缓解后再缓缓将胃管送入，切勿强行插管。

（3）负压引流无液体引出时，要检查胃管是否通畅，如不通畅，可向胃管内注入少许的生理盐水再回抽，不可盲目回抽。

（4）如发现引流液有鲜红色血液，应停止吸引，及时报告医生，遵医嘱给予补充血容量及制酸、止血治疗，同时加强口腔护理。

（5）早期可行急诊胃镜检查，及早确定出血部位。根据引起出血的原因，采取不同的胃镜下介入治疗方法。

（6）出血不止者可考虑选择性血管造影。内科治疗无效者，行外科手术治疗。

四、声音嘶哑

（一）原因

（1）胃管过粗、留置时间过长或反复插管使声带损伤、充血、水肿、闭合不全。

（2）胃管质地较硬，在往下插管的过程中损伤喉返神经。

（3）胃肠减压过程中，由于患者剧烈咳嗽、呕吐等致使胃管移动，局部摩擦或胃管的机械刺激导致喉头组织水肿，压迫喉返神经，造成声带麻痹。

（二）临床表现

声音嘶哑主要表现为声带闭合不全和发音困难。根据嘶哑程度和性质的不同可分为：①毛，是极轻微的嘶哑，一般在讲话时并不会察觉，仅在发某一高音时出现。②沙，是在发某一字眼时出现嘶哑。③轻，只能发较低的声音。④粗，指在发声时有强烈的气流冲击的声音。⑤哑，由不同程度的声门闭合不全所致。⑥失声，近似耳语的声音。⑦全哑，不能发出任何声音。

（三）预防及处理

（1）选择粗细合适、质地柔软、表面光滑的胃管，以减轻局部的刺激。勿强行插管，不宜来回抽插胃管及反复插管。

（2）胃肠减压过程中，嘱患者少说话或噤声，使声带得到充分的休息。遇剧烈咳嗽、呕吐时，用手固定胃管，以防止胃管上下移动。必要时使用镇咳、止吐药物，以减轻咳嗽、呕吐症状。

（3）病情允许的情况下，尽早拔除胃管。

（4）出现声音嘶哑者，注意嗓音保健，加强口腔护理，保持局部的湿润。避免食入刺激性的食物。不宜迎风发声，避免受凉。拔除胃管后的发音应由闭口音练到张口音。

（5）物理治疗：长时间插管引起的声带慢性炎症和黏膜的肥厚可用超声波治疗和碘离子透入法，以促使局部组织的血液循环，软化肥厚的组织。

（6）药物疗法：遵医嘱选用合适的药物进行雾化吸入，以减轻水肿，营养神经。

五、呼吸困难

（一）原因

（1）插管过程中由于患者不配合，当胃管从鼻腔进入时，患者突然出现头后仰、后伸的自卫动作，导致胃管顺着头后仰所形成的弧度较小的声门口进入气道。

（2）胃管脱出，盘旋在口咽部。

（3）反复插管或长时间胃肠减压而留置胃管引起喉头水肿。

（二）临床表现

患者感到呼吸困难，首先可出现呼吸节律异常、频率变快、深度异常，呼吸困难加重后呼吸变浅，出现发绀、频繁咳嗽、血氧饱和度下降；呼吸困难刺激心脏使心率加快；出现焦虑、恐惧等心理反应。

（三）预防及处理

（1）插管前耐心向患者做好解释，讲解插管的目的及配合方法，以取得其理解和配合。插管过程中，严密观察患者病情变化，如患者出现呛咳、呼吸困难等症状，立即停止插管，检查胃管有无盘曲在口腔内或误入气管，一旦证实，立即拔出胃管，让患者休息片刻再重新插管。

（2）对于昏迷患者，可按昏迷患者胃管插入法进行插管，如插管困难，可在胃管内置导丝或请医生在胃镜的配合下插管。

（3）病情允许的情况下，尽早拔除胃管。

（4）反复插管或长时间胃肠减压而留置胃管的患者，可遵医嘱给予糜蛋白酶或地塞米松雾化吸入，以消除喉头水肿。

（5）根据引起呼吸困难的原因，采取相应的处理措施，必要时给予氧气吸入。

六、吸入性肺炎

（一）原因

（1）胃肠减压过程中咽喉部分泌物增多而患者又不敢咳嗽，导致吸入性肺炎。

（2）胃肠减压患者长期卧床引起胃肠道蠕动减弱或逆蠕动，或胃肠减压引流不畅导致胃食管反流，造成吸入性肺炎。

（3）胃肠减压期间患者禁食、禁水致使细菌在口腔内大量繁殖，而口腔护理时清洗欠彻底，若将口腔护理液误吸入气管，可引起肺部感染。

（二）临床表现

高热，体温可高达 40.5℃，面颊绯红，皮肤干燥，同时伴有寒战、胸部疼痛、咳嗽、痰液黏稠、呼吸增快或呼吸困难。肺部听诊可闻及湿啰音及支气管呼吸音；胸部 X 线检查可见肺部有斑点状或云片状阴影；痰中可以找到致病菌，血常规检查可见白细胞增高；严重者血气分析可有呼吸衰竭的表现。

（三）预防及处理

（1）如患者咽喉部有分泌物聚积，应鼓励患者咳嗽，使其排出。咳嗽前先固定好胃管及胃肠减压装置。对于不能自行咳痰的患者，应加强翻身、拍背，促进排痰。

（2）保证胃肠减压时引流通畅，怀疑引流不畅时及时予以处理，以防止胃液反流。

（3）每日进行 2 次口腔护理，宜彻底清洗干净，以保持口腔清洁、湿润。

（4）病情允许的情况下尽早拔除胃管。

（5）发生吸入性肺炎者，结合相应的症状对症处理：高热者可用物理降温或遵医嘱应用小剂量退热剂；气急、发绀者可给予氧气吸入；咳嗽、咳痰者可遵医嘱使用镇咳祛痰剂；咳嗽或胸部剧痛时可酌用可待因；腹胀者可给予腹部热敷和肛管排气。同时密切观察患者尤其是年老、体弱患者的呼吸、心率、体温、血压的情况，根据痰和血培养的结果选择敏感的抗生素进行治疗。

七、低钾血症

（一）原因

低钾血症多见于持续胃肠减压的患者。胃肠减压持续时间过长，大量胃液引出，以及患者禁食、钾盐补给不足，导致低钾血症。

（二）临床表现

（1）神经系统症状：早期烦躁，严重时神志淡漠或嗜睡。同时肌肉软弱无力、腱反射减弱或消失，严重时出现软瘫。

（2）消化系统症状：可有口苦、恶心、呕吐和腹胀症状，肠鸣音减弱或消失。

（3）循环系统症状：心动过速、心悸、心律不齐、血压下降，严重时可发生心室颤动而停搏。

（4）心电图表现：出现 U 波，T 波降低、变宽、双向或倒置，随后出现 ST 段降低、QT 间期延长。

（5）血液检查结果：血清钾在 3.5 mmol/L 以下。

（三）预防及处理

（1）病情允许的情况下尽早拔除胃管，以减少胃液中钾的继续丢失。

（2）持续胃肠减压患者，需经常检测血清钾的浓度，发现浓度下降应及时遵医嘱静脉补充氯化钾，常用 10% 氯化钾溶液。静脉滴注时含钾浓度一般不超过 0.3%，因浓度过高可抑制心肌，且对静脉刺激甚大，患者不能忍受，并有引起血栓性静脉炎的危险。成人静脉滴注速度为每分钟不超过 60 滴。禁止直接静脉推注氯化钾。

第三节　静脉留置针操作常见并发症的预防及处理

近年来，静脉留置针的临床应用范围不断扩大，尤其在抢救危重患者和静脉营养等方面发挥了重要作用。然而，此方法在应用过程中也出现了一些问题，特别是长期留置患者，常出现某些并发症。因此，在静脉留置针留置期间做好并发症的预防及护理工作十分重要。

一、静脉炎

（一）原因

（1）细菌性静脉炎：多见于护士未严格执行无菌操作，如皮肤消毒不严格、套管脱出部分再送入血管内，致使细菌通过皮肤与血管之间的开放窦道逆行侵入，造成细菌性静脉炎，甚至引发败血症。

（2）化学性静脉炎：输注的液体损伤静脉壁或留置针套管进入静脉太短，肢体较剧烈活动时即可引起液体自穿刺点缓慢溢出，引起炎性反应。

（3）机械性静脉炎：留置针固定不牢、导管置于关节部位、留置针管径较大而静脉较细、穿刺和送管动作不当等对静脉形成摩擦性损伤。

（4）血栓性静脉炎：由于留置针固定不牢，留置针管径较大，进针速度、角度不当，反复穿刺损伤静脉壁所致。

（二）临床表现

局部组织红、肿、热、痛，沿静脉走向出现条索状红线，触诊时静脉如绳索般硬、滚、滑、无弹性，并可伴有发热等全身症状。

（三）预防及处理

（1）严格执行无菌操作。

（2）尽量选用较粗大的静脉，并有计划地更换输液部位。

（3）对血管壁有刺激性的药物应充分稀释后再应用，以减少刺激性药物刺激局部血管。

（4）在病情允许并经医生同意的情况下，减慢滴注速度。

（5）选择套管柔软的留置针，避免在关节处穿刺。

（6）避免反复穿刺造成的套管尖端劈叉现象，提高一次穿刺成功率。

（7）每次输液前后，均应观察穿刺部位和静脉走行有无红、肿，询问患者有无疼痛与不适。如有异常情况，可拔除留置针套管并进行湿热敷、理疗等处理。

（8）对仍需输液者应更换肢体，另行穿刺。

二、导管堵塞

（一）原因

（1）输注静脉高营养液后导管冲洗不彻底。

（2）封管液种类、用量以及推注速度不当。

（3）输液结束时有回血未及时处理。

（二）临床表现

静脉输液不畅或不滴，推药时阻力大。

（三）预防及处理

（1）根据患者的具体情况，选择合适的封管液及用量。

（2）应正确掌握封管时推注封管液的速度。

（3）封管后，患者应避免过度活动或局部肢体受压，如高血压患者因静脉压力过高可出现血液反流导致导管堵塞。

（4）输注静脉高营养液后，应彻底冲洗导管。

（5）指导患者自我护理。

三、液体渗出

（一）原因

（1）穿刺时针尖刺破血管或输液过程中针头滑出血管外，使液体进入血管以外的组织而引起。

（2）留置针固定不牢、患者躁动不安使套管部分脱出。

（二）临床表现

局部组织肿胀、苍白、疼痛，输液不畅，如药物有刺激性或毒性，可引起严重的组织坏死。

（三）预防及处理

（1）加强对穿刺部位的观察及护理，经常检查液体输入是否通畅。

（2）牢固固定留置针，避免其发生移动。嘱患者避免留置针穿刺侧肢体过度活动。

（3）必要时可适当约束肢体，同时注意穿刺部位上方衣服勿过紧。

（4）发生液体外渗时，应立即停止输液，若需继续输液，应更换肢体和留置针，重新穿刺。

（5）抬高肢体，以减轻水肿。回抽药液，尽量减少药液在组织内残留。及时通知医生，给予对症处理。

四、皮下血肿

（一）原因

穿刺及置管操作不熟练、操之过急、动作不稳等，使留置针穿破血管壁而形成皮下血肿。

（二）临床表现

局部皮肤淤血、肿胀。

（三）预防及处理

（1）护士应熟练掌握穿刺技术，穿刺时动作应轻巧、稳、准。依据不同的血管情况，把握好进针角度，提高一次性穿刺成功率，以有效避免或减少皮下血肿的发生。

（2）若一次穿刺失败，可改为对侧肢体穿刺，禁止在原穿刺点反复穿刺。

（3）若已出现皮下血肿，可局部湿热敷、理疗。

第四章　急救技术

第一节　心肺脑复苏

心肺脑复苏（CPCR）是抢救心搏或呼吸骤停及保护或恢复大脑功能的复苏技术，主要用于复苏后能维持较好的心、肺、脑功能及有较长生存时间的患者。CPCR包括心、肺、脑复苏3个主要的环节。完整的CPCR包括基础生命支持（BLS）、进一步生命支持（ALS）和延续生命支持（PLS）3个部分。

一、心搏骤停的常见原因

除心脏本身的病变外，休克、缺氧、严重水与电解质失衡、酸碱平衡紊乱、中毒、呼吸系统疾病等均可导致心搏骤停。

二、基础生命支持

基础生命支持又称初级心肺复苏，基本目的是在尽可能短的时间里进行有效的人工循环和人工呼吸，为心、脑提供最低限度的血流灌注和氧气。基础生命支持大多在没有任何设备的情况下进行，即所谓的徒手心肺复苏。其基本步骤如下。

（一）判断有无意识、呼吸、脉搏

1. 判断意识

施救者轻摇或轻拍患者的双肩，凑近耳边大声呼叫患者，观察患者有无应答或动作反应。若患者有反应，慢慢睁开眼睛或出现肢体活动等，说明患者意识存在；若患者对刺激无反应，说明患者意识丧失。对于婴儿，可通过掐捏四肢或足跟引起疼痛刺激来观察婴儿有无反应。若大声啼哭，说明婴儿意识存在；若无反应，说明婴儿意识丧失。

2. 判断呼吸

判断有无呼吸时，施救者可用耳贴近患者的口、鼻，采取看、听和感觉的方法来判断。①看：看患者胸部或上腹部有无起伏（呼吸运动）。②听：听患者口、鼻有无呼吸的气流声。③感觉：用面颊感觉有无气流。

3. 判断大动脉搏动

施救者将示指、中指指尖平齐并拢，从患者的气管正中部位向旁滑行2~3cm，至胸锁乳突肌前缘的凹陷处，即可触摸颈动脉有无搏动。在检查动脉搏动的同时观察呼吸，如果在10s内没有或无法检查出脉搏，立即开始胸外心脏按压。

（二）启动急救反应系统

在院外可呼叫他人帮助拨打"120"，启动急救反应系统。在院内进行第一步时应立即呼叫医务人员，获取急救设备与物品。

（三）摆放复苏体位

施救者立即使患者仰卧在坚实的平面或硬板上。如患者头向下，应在呼救的同时调整患者体位。应一手托住患者颈部，另一手扶着患者的肩部，沿其躯体纵轴整体翻转到仰卧位。要保持头、颈、躯干平直，无扭曲，双手放在躯干两侧。头不能高于胸部，应与躯干呈水平位。松解患者的衣领及裤带。

（四）胸外心脏按压

1. 按压部位

成人胸外心脏按压的部位在胸骨中、下 1/3 交界处，相当于男性双乳连线中点。

2. 定位方法

施救者用一手的示指和中指沿肋弓向中间滑移至胸骨下切迹，将示指紧靠中指横放在胸骨下切迹上方，食指上方的胸骨正中部即为按压区。将另一手的掌根紧靠前一手的示指置于胸骨上，将定位手的掌根置于该手手背上，两手平行重叠，十指相扣，下方手的手指翘起，不得接触胸壁。

3. 按压方法

施救者身体前倾，双肩在胸骨正上方，肘、腕伸直，与身体长轴垂直，以髋关节为轴，垂直向下快速按压。按压与放松的时间相等。放松时手掌根不可离开胸壁，保持双手位置固定，以免因位置改变而按压无效或造成骨折损伤。

4. 按压深度及频率

按压深度为使胸廓下陷至少 5 cm，但不超过 6 cm；婴儿和儿童的按压幅度至少为胸廓前后径的 1/3（婴儿约为 4 cm，儿童约为 5 cm）。按压频率至少 100 次 / 分。

5. 注意事项

胸外心脏按压时要保证足够的频率和深度，尽量不要中断按压，每次胸外心脏按压后要使胸廓充分回弹，以确保血液回流到心脏。胸外按压时姿势要正确，按压时肩、肘、腕在一条直线上，与身体长轴垂直，手掌掌根不能离开胸壁。胸外心脏按压必须与人工呼吸配合，成人单人或双人按压与人工呼吸之比为 30∶2，即胸外心脏按压 30 次，连续人工呼吸 2 次。操作过程中，每 5 个周期的心肺复苏约 2 min，更换施救者应尽量在 5 s 内完成。胸外心脏按压期间应密切观察患者的反应和面色，评价按压效果。胸外心脏按压的有效指标是按压期间每次按压能触及颈动脉和肱动脉搏动。按压部位要准确，如部位太低，可能损伤腹部脏器或引起胃内容物反流；部位太高，可伤及大血管；若部位不在中线，则可能引起肋骨骨折。

（五）开放气道

舌后坠和异物阻塞是造成气道梗阻的常见原因。心搏骤停时，患者全身肌肉松弛，由于头颈部肌肉松弛，可发生舌后坠，导致气道受阻；另外，患者口腔内有呕吐物或其他异物也可造成气道阻塞。因此，在开放气道前应首先清理口腔，施救者可将患者头部偏向一侧，用手指挖出患者口腔中的异物或呕吐物，有义齿者应取出义齿。开放气道的常用方法有仰头举颏法、仰头抬颈法、托颌法。

1. 仰头举颏法

患者去枕仰卧，施救者一手置于患者的前额用力使头后仰，另一手示指、中指置于患者下颏骨部，向上抬起下颏，使气道开放。应用此法时要注意避免压迫颏下软组织，以免压迫气道；不能过度上举下颏，以免口腔闭合；头部后仰的程度为下颌角、耳垂连线与地面垂直。此法是临床最常用的方法，对于意识丧失、无颈椎损伤者，均可用此法。

2. 仰头抬颈法

患者去枕仰卧，施救者一手从颈下托住颈部向上抬，另一手以小鱼际侧下按患者前额，使头后仰，开放气道。颈部损伤或疑有颈部损伤者禁用该方法。

3. 托颌法

患者去枕仰卧，施救者位于患者头侧，两肘支撑在患者所躺的地（平）面上，两手拇指置于患者口角旁，其余四指托住患者下颌部，在保证头颈部固定的前提下，将下颌向上托起，使下齿高于上齿。此法适用于昏迷或无自主呼吸并怀疑颈部有外伤者。

（六）人工呼吸

若患者无呼吸或不能正常呼吸，应立即给予人工呼吸。常用的人工呼吸方法有口对口人工呼吸法、口对鼻人工呼吸法、口对口鼻人工呼吸法。

1. 口对口人工呼吸法

此法是人工呼吸中最简便、有效的方法。在保持气道开放的同时，施救者一手置于患者前额并捏紧患者鼻孔，另一手抬起患者下颌使头后仰，然后施救者将自己的口唇包住患者口唇，再缓慢将气体吹入，吹气时间 1 s，同时观察患者胸廓起伏情况。每次吹气后即放松捏鼻的手指，同时将头转向患者胸部，观察患者胸部是否下降。每次吹气量为 500 ~ 600 mL，使患者胸廓有明显起伏。

2. 口对鼻人工呼吸法

此法适用于有口部外伤、张口困难等不能由口呼吸的患者。在保持气道开放的同时，施救者一手将患者前额后推，另一手将颌部上抬，使口唇闭拢，施救者用口唇包住患者鼻孔吹气，吹气后放开患者的口唇使气体呼出。其余操作与口对口人工呼吸法相同。

3. 口对口鼻人工呼吸法

此法适用于婴幼儿。施救者用口唇将患儿的口鼻同时包严后吹气，吹气量以胸廓明显起伏为宜。其余操作均与口对口人工呼吸法相同。

应注意，人工呼吸前必须清除口腔内异物，取出活动性义齿，并用纱布或一次性人工呼吸膜盖在患者口鼻处，最好使用面罩或"S"形通气管。吹气不可太急、太多，胸廓明显起伏即可，若吹气量过大可引起胃胀气。如果患者牙关紧闭，行口对鼻人工呼吸时为克服鼻腔的阻力，吹气时用劲要大，时间要长。

三、进一步生命支持

进一步生命支持主要是在基础生命支持的基础上应用辅助设备及特殊技术建立和维持有效的通气和血液循环，改善并保持心肺功能及治疗原发疾病等。

（一）给氧

纠正缺氧是复苏中最重要的环节之一。应尽快给氧，早期以高浓度为宜，以后可以根据血气分析结果调节吸氧浓度，逐步把吸氧浓度降低为40% ~ 60%。

（二）开放气道

（1）口咽气道和鼻咽气道：可以使舌根离开咽后壁，解除气道梗阻。

（2）气管插管：若有明显的指征且有条件时，应尽早做气管插管，因其能保持呼吸道通畅。

（3）环甲膜穿刺：遇有插管困难而严重窒息的患者，可先行环甲膜穿刺，接"T"形管给氧，以缓解严重缺氧情况，为进一步抢救赢得时机。

（4）气管造口术：可保持较长期的呼吸道通畅，便于清除气道分泌物，减少呼吸道无效腔。

（三）药物治疗

1. 给药途径

①静脉给药，为首选给药途径，以上腔静脉系统给药为宜。②气管内给药。早期可将必要的药物用生理盐水适当稀释至 5 ~ 10 mL，直接注入气管，并施以正压通气，以便药物弥散到两侧支气管。其吸收速度与静脉给药相似，而维持作用时间是静脉给药的 2 ~ 5 倍。但药物可被分泌物稀释或因局部黏膜血循环量不足而影响吸收，故需用的剂量较大。因而此法作为给药的第二种选择。③心内注射给药，因其有许多缺点，如在用药时需中断胸外心脏按压，可引发气胸、血胸、冠状动脉撕裂、心包积液等并发症，故目前临床上应用较少。

2. 常用药物

（1）利多卡因：是可供选择的抗心律失常药物，主要治疗室性异位节律、室性心动过速及心室颤动。开始用量为 1.0 ~ 1.5 mg/kg 静脉推注，必要时每 5 ~ 10 min 追加 0.50 ~ 0.75 mg/kg，总量不超过 3 mg/kg。继之以 1 ~ 4 mg/min 的速度维持，维持时间据病情而定。

（2）普鲁卡因胺：可抑制室性期前收缩及复发性室性心动过速。常用于对利多卡因有禁忌或对室性异位节律抑制失效时。盐酸普鲁卡因胺给药速度为 20 mg/min。

（3）溴苄铵：不应用作第一线抗心律失常药物。它宜用于以下情况。①顽固性心室颤动，对除颤、用肾上腺素和利多卡因逆转心室颤动失败者。②虽用利多卡因但心室颤动复发。③利多卡因及普鲁卡因胺不能控制的伴有暂停的室性心动过速。④利多卡因及腺苷不能控制的宽 QRS 波心动过速。

（4）阿替洛尔、美托洛尔、普萘洛尔：均可显著降低心肌梗死后未用溶栓治疗患者的心室颤动发生率。其中阿替洛尔剂量 5 ~ 10 mg,静脉给药时间不少于 5 min。

（5）阿托品：心搏停止和无脉搏的缓慢电活动，可用阿托品 0.5 mg 静脉给药，每隔 3 ~ 5 min 重复一次。窦性心动过缓时，剂量 0.5 ~ 1.0 mg 静脉给药,每隔 3 ~ 5 min 重复一次，至总量 0.04 mg/kg，在人体总剂量 3 mg 时，可产生完全性迷走神经阻滞。应注意，阿托品剂量小于 0.5 mg 时，有兴奋迷走神经的作用，可进一步减慢心率。此外，在急性心肌缺血或心肌梗死时，要慎重使用阿托品，因为心率加快可使缺血恶化或梗死面积扩大。

（四）心电监测

心电监测可及时发现和识别心律失常，判断药物治疗的效果；可及时发现心肌缺血或心肌梗死的动态变化；可观察心脏临时或永久起搏器感知功能，以免发生意外。

（五）除颤

心室颤动是非创伤心搏骤停患者最常见的心律失常，一旦明确为心室颤动，应尽快进行电除颤，这是心室颤动最有效的治疗方法。除颤的时机是患者能否存活的关键，目前强调除颤越早越好，因每延迟除颤 1 min，复苏成功率下降 7% ~ 10%。

（1）心前区叩击法：心前区叩击只能刺激有反应的心脏，对心室停搏无效。方法为右手松握空心拳，用小鱼际在距胸骨 20 ~ 30 cm 高度处用力叩击胸骨中、下 1/3 交界处 1 或 2 次，力量中等。

（2）电除颤法：用一定能量的电流使全部或绝大部分心肌细胞在瞬间同时发生去极化，并均匀一致地进行复极，然后窦房结或房室结发放冲动，从而恢复有规律的、协调一致的收缩。

四、延续生命支持

延续生命支持重点是脑保护、脑复苏及复苏后疾病的防治。

（一）监测生命体征及病因治疗

严密监测生命体征，以及心、肺、肝、肾等器官的功能，一旦发现异常，立即采取针对性的治疗措施。

（二）特异性脑复苏措施

尽管中枢神经细胞功能的恢复受许多因素的影响，但是最主要的是脑循环状态和脑温两个因素。防治脑水肿、降低颅内压，是脑复苏的重要措施。

1. 低温疗法

（1）方法：头部置于冰帽内，但要对耳、眼做好防护，同时还可在颈部、腋下、腹股沟等大血管部位放置冰袋。有条件的可以使用冰毯或冰床。

（2）注意事项：降温时间要"早"，在循环停止后的最初 5 min 内，可在胸外心脏按压的同时行脑部降温。降温速度要"快"，应在 1.0 ~ 2.0 h 降至所需温度。降温深度要"够"，目标温度为 32 ~ 36℃。低温持续时间要"长"，目标低温维持时长至少 24 h，或根据颅内压确定。

2. 脑复苏药物的应用

冬眠药物、脱水剂、激素、促进脑代谢药物、巴比妥类药物等可以减轻脑水肿，降低颅内压，对脑组织有良好的保护作用。

（三）重症监护

患者复苏成功后病情尚不稳定，须继续严密监测病情，若病情变化，应及时处理和护理。其主要包括心电监护、血流动力学监护、呼吸系统功能监护、中枢神经系统功能监护、肾功能监护等，同时密切观察患者的症状和体征，防止和治疗继发感染。

第二节　临时心脏起搏及心脏电复律

一、临时心脏起搏

临时心脏起搏仅用于短暂性心律失常，可经静脉、经食管、经心包、经皮等途径来实现心脏起搏。

（一）适应证

在急性心肌梗死、心脏外科手术和电复律后以及心导管术时，可能发生高度房室传导阻滞、严重窦房结功能障碍和窦性停搏者；在急性心肌梗死、高血钾、药物诱发心动过缓或药物中毒（如洋地黄）时，短暂心动过缓可使患者产生症状，引起血流动力学恶化或电生理异常者。

（二）禁忌证

患者有静脉炎、静脉栓塞、右心室穿孔或有行心内膜起搏的手术禁忌证时，应避免临时经静脉心内膜起搏，但仍可采用经皮心脏起搏。

（三）用物准备

心电监护仪、起搏器、电极、导线、电极膏等。

（四）安置方法

1. 经皮起搏法

将两枚盘状电极，分别放在左侧背部（阳极）和心前区（阴极）或心尖部进行起搏。

2. 经食管起搏法

用单极、双极或多极食管气囊电极，经鼻孔插入食管相当于心房（35 cm）或心室（40 cm）水平，气囊电极充气后易于接触食管和便于固定，可缩小电极与心脏的距离。

3. 临时经静脉心室起搏法

用双心室极导联经周围静脉（一般穿刺股静脉）送到右心室室尖，漂浮电极导联接触心内膜，起搏器置于体外而起搏。

（五）注意事项

（1）除严重代谢紊乱引起的心脏停搏外，电极板放置不当常是经皮心脏起搏失败的原因。

（2）经静脉心内膜起搏法在安置心内膜电极时，可引起心律失常。

（3）起搏器安装操作不当可引起急性心脏穿孔。

（4）电极移位而与心内膜脱离接触可使起搏阈值增高，起搏器感知障碍。此外，还可引起静脉炎、血栓栓塞和感染。

（5）长期心室起搏可因心室充盈量下降而出现起搏器综合征。

二、心脏电复律

心脏电复律是用脉冲电流来治疗异位性快速心律失常，使之转复为窦性心律的方法，最早用于消除心室颤动，故亦称心脏电除颤。启用同步触发装置利用患者心电图中的 R 波来触发放电，使电流仅在心动周期的绝对不应期中发放，避免诱发心室颤动，可用于转复心室颤动以外的各类异位性快速心律失常，称为同步电复律。不启用同步触发装置则可在任何时间放电，用于转复心室颤动，称为非同步电复律。

以往除颤器应用的除颤波形均为单向波，近年来，已有研究成功应用双向波，即在除颤的中途，将除颤波的极性倒转，形成两个相反方向的脉冲，可用 < 200 J 的能量获得与更高能量的单向波同样或更好的效果。

（一）适应证

异位性快速心律失常药物治疗无效者，均可采用心脏电复律，尤其是心室颤动和心室扑动为心脏电复律的绝对适应证。

（二）禁忌证

心脏（尤其是左心房）明显增大，伴高度或完全性房室传导阻滞的心房颤动，伴完全性房室传导阻滞的心房扑动，不宜用心脏电复律，洋地黄中毒和低血钾时，暂不宜用心脏电复律。

（三）用物准备

抢救车、心电图机、除颤仪、简易呼吸器、其他（如导电糊、生理盐水纱布、弯盘、手电筒等）。

（四）操作要点

1. 非同步电复律

非同步电复律仅用于心室颤动。开机后选择能量，然后立即将电极板涂布导电糊分置于胸骨右缘第 2 ~ 3 肋间和心尖部，按充电按钮充电到选择的能量，按非同步放电按钮放电，放电后通过除颤器心电监护仪观察患者的心律是否转为窦性。

2. 同步电复律

使用同步电复律时，使用维持量洋地黄类药物的心房颤动患者，应停用洋地黄至少 1 d。复律前一日给予奎尼丁 0.2 g，每 6 h 一次，预防转复后再发心律失常或发生其他类型心律失常。术前，复查心电图并利用心电图示波器检测电复律器的同步性。静脉缓慢注射地西泮 0.3 ~ 0.5 mg/kg 予以麻醉，达到患者睫毛反射开始消失的程度。电极板放置方法、部位与操作程序同前，充电至 150 ~ 200 J（心房扑动者则为 100 J 左右），按同步放电按钮放电。如心电监护仪示未转复为窦性心律，可增加能量，再次进行同步电复律。

（五）注意事项

（1）患者皮肤应保持干净、干燥，电极板必须均匀涂满导电糊，以免烫伤皮肤。

（2）除颤前后必须以心电图监测结果为准，前后对照，以供参考。

（3）一旦心室颤动发生，应尽早采取心肺复苏措施。

（4）注意不要碰撞机器，导联线不要过度弯曲。

（5）除颤放电时，操作者及其他人员切勿碰到病床、患者或任何连接到患者身上的设备（避开导电体），除颤时，去掉患者身上其他医疗仪器。

（6）操作时禁忌湿手操作，可戴胶手套绝缘。

（7）禁忌电极板对空放电及电极板面对面放电。

（8）给予吸氧，注意保暖。

（9）操作结束检查设备（自动放电），按时充电，使其处于备用状态。

（10）电复律后可出现心律失常、皮肤局部红斑、前胸和四肢疼痛、周围血管栓塞、心肌酶增高等并发症。

（11）同步电复律心律转复后，应密切观察患者的呼吸、心律和血压，直到患者苏醒，必要时给氧，以后每 6 ~ 8 h 给予奎尼丁 0.2 g 维持治疗。

（12）有栓塞史者，手术前后宜抗凝治疗 2 周，以防新生成的血栓于转复时脱落。

第三节 气道通路的建立

一、环甲膜穿刺术

环甲膜穿刺术是一种紧急气道开放的方法，是呼吸复苏急救措施之一，不能作为确定性处理，但能为进一步的救治工作赢得时间。

（一）适应证

（1）急性严重喉梗阻，严重呼吸困难，来不及做或不具备做气管切开术条件时。

（2）临时性气管内给药。

（3）气管插管失败或有禁忌者，或需紧急建立气道者。

（4）12 岁以下的儿童需要紧急建立气道维持短时间通气者。

（二）禁忌证

有出血倾向者。

（三）用物准备

环甲膜穿刺针或粗针头、T 形管、吸氧装置。

（四）操作方法

1. 体位

患者仰卧，肩下垫枕，头部保持正中，尽可能使颈部向后仰。

2. 穿刺部位

甲状软骨与环状软骨之间的凹陷处。

3. 穿刺方法

一手示指和拇指将两侧皮肤绷紧，另一手将环甲膜穿刺针垂直刺入，有落空感时，挤压双侧胸部，自针头处有气体逸出或抽吸易抽出气体，患者出现咳嗽，表明穿刺成功。病情危急时，可不做局部麻醉。

4. 连接供氧管道

固定针头后以 T 形管连接针头和供氧管道，若气道内有分泌物可负压吸引。

（五）注意事项及护理要点

（1）穿刺时要正确定位，垂直进针，防止出现出血或皮下气肿。

（2）回抽必须有空气，确定针尖在喉腔内才能注射药物。

（3）待患者病情好转后，做好气管切开术或气管插管术的准备。

二、气管内插管术

气管内插管术是指将特制的气管导管经口腔或鼻腔插入气管内的技术。目的是保持呼吸道通畅，以利于清除呼吸道分泌物，保证有效通气，为有效给氧、人工正压通气及气管内给药等提供条件，是抢救危重患者和施行全身麻醉过程中建立人工气道的重要方法。

（一）适应证

（1）各种呼吸功能不全而导致的严重低氧血症或高碳酸血症，须较长时间进行人工加压给氧或辅助呼吸而暂不考虑进行气管切开术者。

（2）呼吸、心搏骤停行 CPCR 者。

（3）昏迷或神志不清而有胃内容物反流，随时有误吸危险者。

（4）呼吸道内分泌物不能自行咳出，需气管内吸引者。

（5）须建立人工气道行全身气管内麻醉的各种手术患者。

（6）颌面部、颈部等部位大手术，呼吸道难以保持通畅者。

（7）婴幼儿气管切开前需行气管插管定位者。

（8）新生儿窒息复苏者等。

（二）禁忌证

气管内插管术没有绝对的禁忌证，但下列情况时需慎重操作。

（1）喉头水肿、急性喉炎、喉头黏膜下血肿。

（2）咽喉部灼伤、肿瘤或有异物残留者。

（3）主动脉瘤压迫气管者。

（4）下呼吸道分泌物潴留导致呼吸困难，难以经气管内插管清除者。

（5）颈椎骨折或脱位者。

（三）术前准备

1. 用物准备

①气管导管、喉镜。应根据患者的年龄、性别、身材选用不同型号的气管导管。成年男性一般选用导管内径为 7.5 ~ 8.5 mm 的导管，女性选用 7.0 ~ 8.0 mm 的导管，紧急情况下男女都可选用 7.5 mm 的导管。多采用带气囊导管，婴幼儿选用无气囊导管。插管前应仔细检查导管气囊是否漏气，检查喉镜电池是否充足、灯泡是否明亮。②其他。还需备开口器、插管钳、气管导管芯、牙垫、注射器、吸引器、吸痰管、听诊器及简易呼吸器等。平时各物品应常备在一个气管插管专用箱中，并由专人定期检查各项物品是否处于备用状态。

2. 患者准备

先清除患者口、鼻、咽内分泌物、血液或胃反流物。取下义齿，检查有无牙齿松动并给予适当固定。对清醒患者，应首先解释插管的必要性，以消除患者心理上的负担并取得其合作，同时进行咽部局部麻醉以防止咽反射亢进，必要时可考虑适当应用镇静剂或肌松剂。插管前患者应吸纯氧 2 ~ 3 min，以纠正缺氧状态。

（四）操作方法

1. 患者体位

患者取仰卧位，头向后仰，使口、咽和气管基本保持在一条轴线上，可在患者的肩背部垫一枕头，使头尽量后仰，以利于喉头的充分暴露。

2. 操作者位置

操作者应站在患者的头顶侧。

3. 操作要点

操作者先用一手的拇指和示指适当使患者张开嘴。若为昏迷或牙关紧闭而难于用手法张口者，可应用开口器。置入喉镜暴露声门后，充分吸引视野处分泌物。然后将气管导管自右口角置入，插入声门后迅速拔除导管芯，再将导管插入气管内。用牙垫置于导管边，拔出喉镜，即刻检查导管是否已进入气管（利用挤压胸廓时导管是否有气体呼出或向导管吹气时听呼吸音是否存在来判断）。若已进入气管内，固定导管和牙垫。用吸痰管清除呼吸道内分泌物，导管气囊充气后，将导管与其他人工通气设施相连接即可。

（五）注意事项

（1）操作喉镜时，不应以门牙为支持点，以防止门牙脱落。

（2）对颈短、喉结过高、体胖而难以暴露声门者，可借助按压喉结、将肩垫高的方式，以便清楚暴露声门。

（3）应充分暴露声门，插管时动作要轻柔、准确而迅速，以防损伤组织，尽量减少患者的缺氧时间，以免发生心搏骤停或迷走反射亢进等并发症而产生不良后果。

（4）插管后应检查两肺呼吸音是否对称，以确保导管位置正确，防止插入过深或过浅。导管插入深度一般为鼻尖至耳垂长度外加 4 ~ 5 cm（小儿 2 ~ 3 cm），然后适当固定，以防引起单侧肺通气或导管滑脱。

（5）导管留置时间一般不超过 72 h。

（6）拔除气管导管时，应注意发生喉头水肿的可能，须采取必要的防范措施。

（7）拔管后应观察患者的发音情况，必要时给予适当的对症处理。若发现是由环杓关节脱位而导致的发音困难，应及时给予复位。

（六）护理要点

（1）气管导管要固定牢固并保持清洁，要随时观察固定情况和导管外露的长度。

（2）插管后，应及时进行气道的湿化，以防止气管内分泌物稠厚、结痂而影响通气；注意口腔、鼻咽部的护理。

湿化气道：由于气管内插管本身增加了食管的长度和阻力，加之失去鼻黏膜的正常保护作用，因此除每日补充足够的液体量外，可通过导管滴注适量的生理盐水，刺激患者咳嗽，以防止黏稠的分泌物结痂。每次吸痰前向气管内滴注生理盐水 5 ~ 10 mL。

保持口腔清洁：气管内插管后由于患者禁食，口腔失去咀嚼运动，口干、异味症状加重，同时，经口腔插管者要用牙垫填塞固定而不利于口腔清洁。对此，可应用过氧化氢液加生理盐水冲洗，去除口腔异味，减少溃疡发生。还可将液状石蜡涂于口唇以保护黏膜。

除湿化气道和保持口腔清洁外，还应保持导管通畅，防止扭曲；吸痰时尽量做到无菌操作，以防止交叉感染，每次吸痰时间勿超过 15 s，以免加重缺氧；定期进行气囊的充气和放气，以防止损伤气管黏膜。

三、气管切开术

气管切开术可以有效地减少呼吸道无效腔及气道阻力，有利于气道内分泌物的清除及气道护理，患者容易耐受且不妨碍其进食，易于外周固定。但气管切开术是一种有创操作，操作不当可导致一定的并发症，如感染、气管狭窄等，临床上应予以重视。

（一）适应证

（1）各种原因造成的上、下呼吸道梗阻而导致呼吸困难者。

（2）需长时间进行机械通气治疗者。

（3）预防性气管切开。对某些颌面部手术者，为了便于进行麻醉管理和防止误吸，可做预防性气管切开。

（二）禁忌证

严重出血性疾病，下呼吸道占位而导致的呼吸困难，颈部恶性肿瘤。

（三）用物准备

气管切开包（内含弯盘、药杯、手术刀、组织钳、止血钳、剪刀、拉钩、缝针、治疗巾等）、吸引器、吸痰管、气管套管、照明灯、无菌手套、局部麻醉药、呼吸机等。

（四）操作方法

1. 体位

患者仰卧，肩背部垫一枕头，将患者头后仰并固定于正中位，使下颌、喉结、胸骨切迹在同一直线上，以使手术时气管充分暴露。对呼吸困难者，不必强求体位，以不加重呼吸困难为原则。

2. 切口定位

切口应选择在以胸骨上窝为顶、胸锁乳突肌前缘为边的安全三角区内，不得高于第二气管软骨环或低于第五气管软骨环，一般以第三、第四气管软骨环为中心，可采用纵切口或横切口。

3.手术步骤

手术步骤为：①常规手术野皮肤消毒、铺巾后，用局部麻醉药对预作切口处进行局部浸润麻醉。②分层切开皮肤、皮下组织，仔细止血，用止血钳将胸骨舌骨肌及胸骨甲状肌向两侧拉开，用拉钩将分离的肌肉牵向两侧，显露气管前壁及甲状腺峡部。③将甲状腺峡部向上游离，显露第三、第四、第五气管软骨环，用注射器从第三、第四气管软骨环间刺入，若回抽有气体，确定进入气管内。④用缝针穿过第四气管软骨后，用线将其轻轻拉起，再用手术刀弧形切开第四气管软骨环。⑤清除气管内分泌物及血液。⑥撑开气管，随即将气管套管插入，拔出管芯，若原来有气管内插管导管应同时拔除。⑦气管套管与其他通气管道相连接，气囊适当充气。⑧缝合皮肤，固定气管套管，松紧以放入一指为宜。

（五）注意事项

（1）术前尽量避免使用过量镇静剂，以免加重呼吸抑制。

（2）皮肤切口要保持在正中线上，以防止损伤颈部两侧血管及甲状腺；进刀时避免用力过度而损伤气管后壁，产生气管食管瘘。

（3）切开气管时，所取分泌物应及时送细菌培养。

（4）应同时切开气管及气管前筋膜，两者不可分离，以免引起纵隔气肿。

（5）严禁切断或损伤第一软骨和环状软骨，以免形成喉狭窄，在环甲膜穿刺术时更应注意。

（6）气管套管固定要牢固，术后应经常检查固定带的松紧，一般以固定带和皮肤之间能伸进一指为度调节，太松套管容易脱出，太紧则影响血液循环。

（7）术后应仔细做好术后检查：伤口有无出血、导管是否通畅、呼吸运动情况、双肺听诊情况及心音、心律是否正常，一切无误后方可离去。

（8）做好切口的护理，防止医源性感染；保持适当的气囊内压，定期进行放气和充气，防止气管黏膜损伤；定期进行气道湿化及清除分泌物，以保持呼吸道湿润和通畅。

（9）正确掌握拔管的适应证及方法。若患者的气道阻塞或引起呼吸衰竭的病因已去除，可考虑拔除气管套管。拔管前可先试行塞管，若患者经喉呼吸平稳，方可拔管，拔管时应先给气囊放气（此时应注意及时清除潴留在气囊上方口咽部或气道内的分泌物，以防拔管后流入下呼吸道而引起窒息或感染）。切口可外敷纱布，每日换药。拔管时及拔管后 1～2 d 应常规配备抢救设施，以防不测。

（六）护理要点

1.开放气道的护理

人工气道建立后，由于吸入的气体未经过鼻咽腔，增加了肺部感染的机会，因此护理中应注意扬长避短。

1）及时吸痰

常规吸痰为每小时 1 次，具体视分泌物多少决定吸引时间和次数，每次吸痰时应监测血氧饱和度（SaO_2）和心率的变化。要求边吸痰边观察监护仪上心率、心律的变化，若出现心率骤然下降或心律不齐，须暂停吸痰，待缓解后再重复操作，吸痰动作宜轻、稳、快。对清醒患者必须做好解释工作，以取得患者配合。具体操作：①吸痰管选择。根据气管插管、套管内径选择粗细、长短合适的吸痰管。②吸引器压力。根据患者的情况及痰液黏稠度正确调节负压，一般压力为 40.0 ~ 53.3 kPa。③吸痰时间。每次操作时间不超过 15 s，时间过长会引起患者憋气和缺氧。④吸痰方法。操作时左手夹闭吸引管，阻断负压，右手持吸痰管，以轻柔的动作下送吸痰管至深部，然后放开左手充分吸引，右手左右旋转或向上提拉吸痰管，吸出痰液。切勿上下抽动吸痰管，一根吸痰管只能进行一次气道吸引。⑤给予氧气吸入。可给予患者 1 ~ 2 min 的高浓度吸氧，应用呼吸机的患者可给予 1 ~ 2 min 的纯氧吸入。

正确、规范的吸痰操作有利于保持呼吸道通畅，减少气道阻力；防止分泌物坠积而导致肺不张、肺炎；防止分泌物干结、脱落而致气道阻塞；吸取痰液后可做细菌培养和药物敏感试验，指导临床用药。

2）湿化气道

开放气道破坏了鼻咽部的正常湿化机制，气道湿化不充分，使气道干燥，造成分泌物浓缩，容易发生呼吸道阻塞。湿化方法：①雾化。用生理盐水＋适量抗生素＋地塞米松＋糜蛋白酶配制雾化吸入液，每日 4 ~ 6 次，每次 10 ~ 20 min 为宜，用面罩方法吸入。患者清醒时嘱其深呼吸，尽量将气雾吸入下呼吸道；患者昏迷时将面罩固定其口鼻部。②气道内滴注。生理盐水内加入少量抗生素，一种方法是在吸痰前用注射器（去掉针头）直接自套管内滴注 5 ~ 15 mL 液体，软化干痂状脓性分泌物，刺激患者咳嗽，以利于吸引；另一种方法是在不吸痰的情况下用注射器沿套管每次注入 2 ~ 3 mL 液体，每隔 30 ~ 60 min 一次。③空气湿化。未接用呼吸机者，套管口覆盖单层湿纱布，湿化干燥气体，防止灰尘和异物吸入气道。在给患者的呼吸道进行湿化护理后，注意观察吸引的分泌物的量、色、味和黏度。若湿化不足，则分泌物黏稠，有结痂或黏液块，味臭，甚至为脓性，吸引困难，患者可有突然的呼吸困难、发绀加重；若湿化过度，分泌物稀薄而量多，咳嗽频繁，听诊示痰鸣音多，患者烦躁不安，发绀加重，需要不断吸引。

3）口腔护理

气管切开术后，口腔正常的咀嚼减少或停止，很容易导致口腔黏膜或牙龈发生感染、溃疡。正确的口腔护理每日不少于 2 次，一般用生理盐水或 2.5% 碳酸氢钠漱口液等。昏迷患者禁忌漱口。每日清晨进行口腔护理前应采集分泌物标本，进行涂片、细菌培养及药物敏感试验，指导临床用药及护理。

2. 气管套管的护理

1）气囊护理

气囊充气后长时间压迫气道黏膜易导致局部糜烂、溃疡和坏死。因此，气囊应每2～3 h放气1次，时间5～10 min，每次充气不可过于饱满。美国最新的呼吸机相关性肺炎（VAP）预防指南提出，最适宜的气囊压力为25～30 cmH₂O*，既能有效封闭气道、防止 VAP，又可防止气囊对黏膜的压迫性损伤。

2）局部切口护理

切口与套管之间的无菌纱布垫每4～6 h换1次，并观察切口处有无红肿、异常分泌物，局部保持干燥。

3. 并发症的护理

1）皮下、纵隔气肿

皮下、纵隔气肿常由气管与所选择的气管套管大小不匹配、切口缝合太紧引起。

护理：一般不需特殊治疗，可在1周左右自行吸收。出现纵隔压迫症状并影响呼吸、循环功能时应施减压术，将气体放出。

2）气胸

在暴露气管时若分离偏向右侧，位置较低，易伤及胸膜顶引起气胸。若双侧胸膜顶均受损，形成双侧气胸，患者可立即死亡。

护理：轻度气胸可密切观察。张力性气胸立即用较粗针头行胸腔穿刺，抽出空气或行胸腔闭式引流。

3）肺部感染

肺部感染是气管切开术最常见的并发症。原因如下：人工气道的建立、气道湿化、雾化吸入、吸痰等各种操作，增加了病原菌侵入的机会；分泌物潴留而阻塞下呼吸道引起肺不张；全身营养状况较差；局部、全身的免疫防御功能减弱。

护理：①严格执行无菌操作，掌握规范的吸痰术，要"待气管如血管"。②预防胃内容物反流引起吸入性肺炎，病情许可时，应将患者床头抬高30°，尤其是鼻饲时床头应抬高30°～45°，并至少保持1 h。③吸净气囊上的滞留物，避免口咽部分泌物进入下呼吸道。④呼吸机的螺纹管路应低于导管，冷凝水收集瓶应置于管道最低位置，以便随时倾倒，防止倒流。⑤加强口腔护理。

4）出血

出血一般见于凝血功能障碍患者或手术中损伤甲状腺而止血不彻底者，表现为切口包扎处不正常渗血、出血。早期出血多由手术止血不充分引起；少量出血多由切口感染或肉芽组织增生所致；致命性大出血多数是由于气管套管远端损伤无名动脉，加之感染致无名动脉糜烂、破溃，而致大出血。

护理：①手术中应操作仔细，避免损伤周围组织、血管，术后伤口用凡士林纱

---

* 1 cmH₂O ≈ 98 Pa。

条填塞有助于止血，每日换药。少量出血可用局部压迫法止血；出血多者要重新打开伤口止血，防止血液流入呼吸道引起窒息。②应用抗凝药物者在停药 24 h 后再行手术为宜。③预防致命性大出血应注意，气管切开的位置不应过低，不可低于第五气管软骨环；尽量少分离气管前软组织，避免损伤气管前壁的血液供应；选择适当的气管套管并检查套管气囊是否正确充气。若发现套管引起患者刺激性咳嗽或有少量鲜血咳出，应立即换管；严重出血可静脉滴注垂体后叶素，有条件者可行纤维支气管镜下止血。

5）窒息或呼吸骤停

窒息或呼吸骤停多见于小儿。小儿气管较软，术中钝性剥离或误用拉钩可将气管压瘪引起窒息。长期阻塞性呼吸困难者，当气管切开后，突然吸入大量的新鲜空气，血氧增加，二氧化碳突然减少。呼吸中枢没有足够的二氧化碳刺激，因而呼吸表浅以致骤停。

护理：可采用人工呼吸，保持气管套管的通畅。也可给予二氧化碳和氧气的混合气体吸入，注射兴奋剂及纠正酸中毒。

6）气管狭窄

气囊压力过高压迫气管黏膜上的毛细血管，致使此位置的循环中断，由此产生局部缺血、结痂和狭窄；不适当的导管移位会给气管造成微小的创伤，形成瘢痕，最终致气管狭窄。

护理：①掌握正确的气囊充气方法。②患者要有正确的体位，颈部不可过屈、过伸。③在连接、脱离呼吸机管道时，必须固定好导管。④套管与皮肤夹角应该保持 90°。

7）气囊疝

气囊压力过高，可以在其所在的位置引起疝。疝能在导管壁和气管壁之间滑动，在导管的顶端产生一个活门，此时患者可出现窒息。

护理：主要是注意正确的气囊充气方法。

8）气管食管瘘

这是较少见但很严重的并发症。手术操作粗暴损伤食管前壁及气管后壁，感染后致气管壁坏死、溃疡、穿孔，最终形成瘘管；气管套管位置不合适，压迫及摩擦气管后壁，引起局部溃疡及感染；也可由反复的气管、食管微小损伤引起。慢性消耗性疾病及全身营养不良者容易发生。

护理：对疑有气管食管瘘的患者可行食管碘水造影，明确诊断后禁食。轻者可更换短的气管套管，插入鼻饲管，使糜烂处的刺激减少，同时加强营养，待其自愈；重者需手术缝合及行肌肉修补术。

第五章　护理管理

第一节　护理管理概述

护理管理是护理工作的重要内容之一，是将管理学的科学理论和方法在护理实践中应用的过程，其主要任务是研究护理管理的特点，并找出规律性，对护理管理工作中涉及的诸多要素（如人、目标、任务、信息、技术等）进行综合统筹，使护理系统实现最优运转，进一步提高护理工作的效率。

一、护理管理思想的形成与发展

护理管理作为专业领域的管理，是随着护理学科的发展而形成和不断演变的，两者相互影响，互为因果。护理管理思想的形成与发展，不仅顺应了护理学科发展的需要，同时也不断将新的管理理论引入护理领域，进一步促进了护理学科的发展。

（一）国外护理管理思想的形成与发展

南丁格尔被誉为近代护理学的创始人，也是护理管理学、护理教育学的奠基人。她首先提出医院管理需要采用系统化方式、创立护理行政制度、注重护士技术操作训练等。在1853—1856年的克里米亚战争期间，由于她的科学管理，护理质量得到了极大的提高，伤员死亡率从50%下降到2.2%，创造了护理发展史上的奇迹，极大地推动了护理学科及护理管理的发展。在她撰写的《医院札记》和《护理札记》中，她提出了"环境理论"的概念，即生物、社会性和精神对身体的影响，成为现代护理管理理论的基础。第二次世界大战后，随着先进的管理思想和管理方法的渗透，护理管理逐渐由经验管理走上科学管理的轨道。进入20世纪以后，随着医学与管理学的进步，护理管理也得到迅速发展。各级护理管理组织逐渐完善，各项护理管理职能不断明确，护理管理的重要性日益突显。1946年，美国波士顿大学护理系开始开设护理管理学课程，培养护士的行政管理能力。此后，美国医院护理管理及护理教育的成果引起世界各国的重视，许多国家的医学院、护理学院纷纷开设护理管理学课程，专门培养护理管理人才。1969年美国护理学会（ANA）规定，护理管理人员的任职条件最低为学士学位，进一步促进了护理管理学的发展。20世纪70年代后，在欧美等一些发达国家，各种现代化科学技术开始广泛渗透到护理领域，护理工作由手工操作逐步向机械化、电子化、自动化方向发展，促使临床护理管理工作逐步进入现代化管理发展阶段。医院的护理管理组织体系进一步完善，护理管理人员的分工越来越明确。现代管理学的许多先进理论、观点和方法在护理管理实践中得到广泛应用，护理管理实践中一些好的经验也通过各种护理专业期刊和护理管理著作得到推广。随着经济的迅速发展，欧美等一些国家对护理管理人员的知识结构也提出了更高的要求，要求护士长不仅要具有护理管理学知识，还必须具有工商管理、经济学及财务预算等方面的知识。

（二）国内护理管理思想的形成与发展

我国近代护理学的形成与发展在很大程度上受西方护理学的影响。19世纪中叶（鸦片战争前后），西方的一些护理管理经验逐渐传入我国。早期的护理管理是从制度管理开始的，管理人员将一些杂乱的事务或业务渐渐归纳成条文，并在实践中不断修改、补充，使护士在工作时有章可循。20世纪二三十年代，随着医院的发展和护理教育的兴起，一些医院形成了"护理部主任—护士长—护士"的管理模式，成立了护理部，护理部设护理部主任、护理秘书及助理员，对护士长在业务上进行领导，护士长则接受科室主任及护理部主任的双重领导。

中华人民共和国成立后，随着卫生事业的发展，我国的护理工作进入了一个新时期。护理组织日趋健全，逐渐形成了比较全面、系统的管理制度，如明确护士的职责、建立护理工作的三级护理制度、"三查八对"制度、查房制度、换药制度、消毒制度、病房管理制度、医疗护理文书制度，这些管理制度成为护理管理的重要依据，检查和督促规章制度的有效贯彻执行成为护理管理者的重要工作内容。20世纪60年代形成的医疗护理技术操作常规及医院护理技术管理规范使得制度管理与技术管理有机结合。20世纪70年代末，护理管理组织体系进一步完善，各医院相继恢复了护理部，根据床位数量，形成了"护理部主任—科护士长—护士长"的三级管理和"总护士长—护士长"两级管理的医院护理管理体系。20世纪80年代，卫生部（现中华人民共和国国家卫生健康委员会）明确规定护理部的职权范围是负责全院护理工作，承担全院护士的培训、调配、考核、奖惩、晋升等，护理部成为独立的医院职能部门。同时，我国护理高等教育恢复并进一步发展，在高等护理教育课程中开设了护理管理学课程，护理管理者也在借鉴国外先进的护理理论、管理方法的基础上积极探索适合我国国情的临床护理工作模式以及相应的护理管理模式，护理管理组织体系逐步完善，形成了初步的护理管理理论体系，护理管理逐渐从经验管理转向标准化管理。20世纪90年代，国家出台了护士工作条例，使护理管理进入法制化渠道。

随着现代管理学的发展与进步，护理学与现代管理学不断交叉、融合，护理管理学也得到迅速发展，护理管理者对如何有效管理各种护理组织资源及服务群体做了大量实证研究，并发表了许多护理管理研究学术论文，出版了许多护理管理专著，有效地促进了我国护理管理学科的建设与发展，护理管理学也逐渐形成了自己的学科体系，护理管理工作逐渐朝着现代化、科学化、标准化、制度化和法制化的方向发展。

二、护理管理的相关概念及内容

（一）护理管理的相关概念

1. 护理管理学的概念

护理管理学是管理学在护理实践中的具体应用，是在结合护理工作特点的基础上研究护理管理活动的普遍规律、基本原理与方法的一门学科。它既属于专业领域管理学，是卫生事业管理中的分支学科，又是现代护理学科的一个分支。

2. 护理管理的概念

护理管理是指以提高护理质量和工作效率为主要目的的活动过程。WHO对护理管理的定义是：护理管理是为了提高人们的健康水平，系统地利用护士的潜在能力和其他相关人员、设备、环境和社会活动的过程。美国护理学专家吉利斯认为护理管理过程应包括资料收集、规划、组织、人事管理、领导与控制。归纳起来，护理管理就是对护理工作的诸多要素（如人员、时间、信息、技术、设备等）进行科学的计划、组织、领导、协调、控制，从而使护理系统有效运转，实现组织目标，并使护士的能力及素质得到全面发展的活动过程。

护理管理的特点主要表现在以下几点：①广泛性。主要体现在管理范围广泛、参与管理的人员众多。②综合性。护理管理是对管理理论和护理实践加以综合应用的过程。③实践性。护理管理的目的是运用科学的管理方法来解决实际的临床护理问题。④专业性。护理管理要适应护理工作科学性、技术性、安全性等特点。

3. 护理管理者的概念

护理管理者是从事护理管理活动的人或人群的总称，具体是指那些为实现组织目标而负责对护理资源进行计划、组织、领导和控制的护士，其在提升护士素质、质量监控和管理、协调工作、人才培养等方面发挥着重要作用。

护理管理者的基本要求包括：①具有临床和管理经验，能全面履行管理者的责任。②掌握护理管理实践领域的知识和技能，如管理知识体系、管理程序、护理实践标准、护理工作相关法律法规等。

（二）护理管理的内容

1. 护理管理的任务

我国护理管理目前主要承担的任务是借鉴国内外先进的管理理论、模式和方法，结合我国医疗改革和护理学科发展现状，建立适用于我国的护理管理体系，对护理工作中的人员、技术、设备及信息等进行科学管理，从而提高护理工作的效率和效果。

护理管理的任务如下。

（1）研究护理管理的客观规律、原理、原则和方法。

（2）应用科学化的、有效的管理过程。

（3）构建和实践临床护理服务内容体系。

（4）建立护理服务评估体系。

（5）实施护理项目成本核算，实现护理成本管理标准化、系统化、规范化。

（6）持续改进临床护理质量，提供高品质的护理服务。

根据工作内容不同，护理管理的任务可分为护理行政管理、护理业务管理、护理教育管理、护理科研管理。

第一，护理行政管理。即遵循国家的方针政策和医院有关的规章制度，对护理工作进行组织管理、物资管理、人力管理和经济管理等，有效提高组织和部门的绩效。

第二，护理业务管理。即对各项护理业务工作进行协调控制，提高护士的专业服务能力，从而保证护理工作质量，提高工作效率，满足社会健康服务的需求。

第三，护理教育管理。即为了培养高水平的护理人才，提高护理队伍整体素质而进行的管理活动。护理教育管理应适应现代护理教育社会化、综合化、多样化、终身化的发展趋势。完整的临床护理教育体系应包括中专、大专、本科、研究生的教育，以及护士规范化培训、毕业后护士继续教育、专科护士培训、护理进修人员培训等内容。

第四，护理科研管理。即运用现代管理的科学原理、原则和方法，结合护理科研的规律和特点，对护理科研工作进行领导、协调、规划和控制的过程。护理科研管理的主要工作内容包括规范科研管理流程，健全科研管理制度，指导科研开展方向，保证科研流程的可持续发展。

随着信息成为组织中的重要资源，对信息的管理也成为现代护理管理的一个突出特点。无论是护理行政、业务、教育，还是科研管理，在很大程度上都是对护理相关信息的管理。例如：在护理行政管理中，护士长可利用计算机进行排班、考核护士工作质量；在护理业务管理中，护士长可以通过信息系统制订护理计划、了解患者护理信息及医嘱执行情况；在护理科研管理中，护士可以利用数据库收集特殊病例、科研数据，护士长也可以通过计算机管理护士的技术档案，如学习经历、论文发表情况等。

2. 护理管理的研究内容

护理管理研究的目的是寻找护理管理活动的基本规律和一般方法，运用科学管理的方法提高护理工作的效率和质量，从而推动整个护理学科的发展。护理管理的主要研究内容包括以下几个方面。

1）护理管理模式研究

传统的护理管理注重硬性命令和规定，强调对事的管理和控制，而现代护理管理则强调以人为中心，以信息技术为手段，注重人与事相宜。建立人性化、信息化的现代护理管理模式，尊重个人的价值和能力，通过充分调动员工的工作积极性，并运用科学化的信息管理手段，达到人、事、职能效益的最大化。

2）护理质量管理研究

护理质量是衡量医院护理服务水平的重要标志，也是护理管理的核心。随着社会发展、医学模式转变和人们生活水平的提高，护理质量被赋予更深层次的内涵，从传统的仅针对临床护理技术的质量管理扩展为对患者、护士、工作系统、经济效益等的质量管理。护理质量管理研究着重于探讨各种护理质量评价指标或体系的构建、质量管理方法的选择和应用等，以保证优质、高效的护理服务。此外，明确护士在质量管理中的作用、注重团队合作、注重过程管理、强调持续改进等也是护理质量管理研究的重点。

3）护理人力资源管理研究

护理人力资源的合理配置与优化是护理管理研究的重要内容之一。护理人力资源管理要从身份管理逐渐向护理岗位管理转变，建立符合护理职业生涯发展规律的人力资源管理长效机制。随着护理人力资源管理逐渐向精细化和专业化方向发展，探索护理教育三阶段培训体系，尤其是护士继续教育培训体系，深化专科护士培训并评价其效果也成为护理管理研究的重点内容。

4）护理经济管理研究

随着全球经济一体化的发展，护理经济管理的研究成为护理领域的一个新课题，护理成本、市场需求及护理相关经济政策方面的研究逐渐受到学界的关注。护理管理者要有成本管理的意识，通过成本效益分析合理使用护理资源，解决护理资源浪费和不足的问题。

5）护理信息管理研究

现代管理在很大程度上是对信息的利用和管理，尤其是随着大数据和精准医疗概念的提出，对护理相关信息进行研究成为必然趋势。管理者要增强信息管理意识，获取系统、科学的数据信息，并寻找途径对其进行专业化处理，开展移动护理的应用研究，从而做出更精准、更科学的临床护理决策，进一步优化流程，改善服务质量。

6）护理文化建设研究

经济与文化"一体化"是医院发展的重要内容，医疗组织中的文化建设在凝聚员工力量、引导和塑造员工行为、提高组织效率等方面起到重要作用。积极探索现代医院护理文化的概念与内涵，建立既有鲜明护理行业特色，又充满竞争、创新意识的护理文化是促进护理行业发展的一大推动力。

7）护理管理环境研究

当今护理工作面临许多新的变化和挑战，护理管理者要及时关注国内外护理管理的发展动态，获取最新信息，并善于吸取先进的管理理念，以更好地应对内外环境变化所带来的一系列挑战，有效解决不同环境中出现的多种问题。护理管理的研究内容之一就是探讨如何创建最佳的护理工作环境，并探索出适当的方式来适应环境中发生的变化，在进一步提升工作效率和质量的同时，尽可能降低环境变化对护理工作造成的不利影响。

三、影响护理管理发展的因素

作为一项活动过程，护理管理在发展过程中必然受到来自内外环境的多种因素的影响，主要包括组织工作宗旨和目标、护理管理组织环境以及医院护理管理组织结构等。

（一）组织工作宗旨和目标

明确组织的工作宗旨和目标是有效进行护理管理的基本前提，因为其决定着各项管理活动的内容、管理方法的选择以及管理结构和层次等。护理管理者明确组织工作宗旨和目标，实行目标责任制管理，不仅有助于明确管理方向，更好地统一、协调各部门成员的思想和行动，还可促进个人需要与组织目标的有机结合，激励组织成员在实现组织目标的同时，发挥个人潜能，以获得更好的职业发展。此外，明确组织工作宗旨和目标还有助于管理活动效果的科学性评价，而评价结果又可以帮助管理者明确下一步的行动方向，以便更好地实现组织目标。

（二）护理管理组织环境

开展护理管理活动，必然受到组织所处环境的影响。护理管理活动主要受组织外部宏观环境、组织外部微观环境和组织内部环境的影响。

1. 组织外部宏观环境

组织外部宏观环境主要是指政治、经济、技术、社会等因素，这些因素会直接或间接地影响医院运转以及利益分配。例如，我国医疗卫生体制改革政策在很大程度上决定着医疗卫生服务的经营活动和服务方向，也明确了护理管理的重点和方向；科学技术的快速发展也促使管理者更加关注创新和科技在护理工作中的重要性。

2. 组织外部微观环境

组织外部微观环境又称为任务环境，主要是指医疗护理服务对象、公众及其他利益相关者。医疗卫生组织要面对众多的服务对象，如患者及其家属、社区健康人群，而不同的教育背景、经济水平和生活方式等使人们对医疗卫生组织的服务有不同的需求，而管理的目的就在于及时调整服务方向和战略发展决策来满足服务对象的需求。

3. 组织内部环境

组织内部环境主要是指组织内的人力资源、设备设施、后勤保障、管理者素质、组织文化等。拥有一支高素质的护理人才队伍对护理工作的顺利开展、实现护理管理目标有十分重要的意义。管理者的工作重点在于激发护士的工作积极性，提高工作效率，做到人尽其才，才尽其用。同时也要关注护理团队中员工多样性的特点，根据护士能力的不同进行岗位职责的匹配，树立"以人为本"的管理理念，并以开放的心态创建一个能级合理、智能互补、长短相济、团结协作的护理队伍。此外，管理者自身的素质也是影响管理效率的重要内部环境因素。优秀的护理管理者应学会充分运用管理艺术来保证护理管理活动的高效率，要具有敏捷的思维和准确的判断能力，能够及时发现问题并做出正确决策。

（三）医院护理管理组织结构

医院护理管理组织结构直接影响护理管理工作模式及工作效率。根据规定，县及县以上医院都要设立护理部，实行院长领导下的护理部主任负责制。护理部是医院护理管理中的职能部门，在院长或主管护理的副院长的领导下，负责组织和管理医院的护理工作。其与医院行政、教学、科研、后勤管理等职能部门并列，相互配合，共同完成医院的各项工作。护理部在护理垂直管理中的管理职能对加强护理管理、提高管理效能有重要意义。

四、护理管理者的基本素质

管理者的基本素质是指管理者应该具备的基本条件，是工作方法与工作艺术的基础，涉及思想道德、理论思维、文化、心理、生理等多种因素。这些因素相互作用、相互融合，体现和决定着管理者的才能、管理水平及工作绩效。护理管理者的基本素质主要包括身体素质、政治素质、知识素质、能力素质和心理素质。

（一）身体素质

身体素质是管理者的基本素质。护理管理者每天都要面对繁重的工作，没有健康的体魄和良好的身体素质，就失去了事业成功最基本的条件。身体素质主要包括体质、体力、体能、体型和精力。

（二）政治素质

政治素质是指个人从事社会政治活动所必需的基本条件和基本品质。护理管理者需要具备对护理事业和护理管理工作的热爱和献身精神，树立"管理即服务"的管理理念，培养较强的事业心和责任感。护理管理者要正确处理国家、组织和个人三者之间的利益关系，不断提高自身的政治思想修养和道德水平。

（三）知识素质

知识是提高管理者素质的源泉和根本。护理管理者不仅要具备医学、护理等区别于其他专业领域的理论知识和技术方法，还要掌握现代管理科学知识以及与护理、管理相关的社会、人文科学知识，以适应高速发展的、日趋复杂的综合性护理工作和管理活动需要。除了对知识的掌握外，更重要的是，护理管理者还要运用这些理论、知识和方法解决护理管理中遇到的实际问题。

（四）能力素质

能力是管理者把各种理论和业务知识应用于实践，并解决实际问题的本领，是护理管理者从事管理活动必须具备的、直接影响工作效率的基本素质。护理管理者的能力素质是一个综合的概念，包括"以临床护理技能、护理工作程序管理技能及风险管理技能等为主的技术能力，以处理人际关系、识人用人、调动人的积极性等为主的人际能力，以发现并解决问题、决策、应变等为主的概念能力"。不同层次护理管理者的能力要求并不相同，一般而言，高层护理管理者重在培养概念能力，中层护理管理者主要需要人际能力，而基层护理管理者则更偏重于技术能力。

（五）心理素质

心理素质是一个广泛的概念，涉及人的性格、兴趣、动机、意志、情感等多方面内容。良好的心理素质是指具备健康的心理，其能帮助管理者在面对繁重工作时保持稳定的情绪和工作热情。优秀的护理管理者要学会扬长避短，既要培养、增强优良的心理素质，如事业心、责任感、创新意识、心理承受能力、心理健康状况等，也要注意克服从众、偏见、急功近利等负面心理。

第二节　护理管理环境

一、护理管理中的政治经济环境

国家的政治经济环境决定着护理组织的管理政策和管理方法，制约和限制着护理组织的活动。护理管理者必须客观分析护理管理中的政治经济环境，使护理活动符合社会利益，并运用相关政策法规保护自己的合法权益，从而形成双赢的局面。

（一）护理政治环境

1. 护理政治环境概述

我国现行的与护理相关的政策法规主要包括医疗卫生政策及法律法规、部门规章、诊疗护理规范及常规，这些政策、法律和规章制度共同构成了我国护理组织的政治环境，其制定和实施为维护护士的合法权益、规范护理行为、保障医疗安全和人类健康提供了行为准绳，使护士在执业活动中有法可依，有章可循。随着国家对护理工作的重视，政府部门逐步出台了相关扶持政策，促进了护理事业的蓬勃发展。我国的卫生管理体制、护理法律还有待进一步完善。虽然我国已于2008年实施了《护士条例》，但中国护士生存和发展的政治法律环境所面临的挑战仍不容乐观。因此，只有建立健全医疗保障制度、卫生管理体制及护理法律体系，营造良好的护理政治环境，才能为护理组织的发展提供更为广阔的发展空间。

2. 护理政治环境管理

1）完善护理政治法律体系

国家的法律法规、政策扶持、发展规划等对护理组织的发展至关重要。因此，护理管理者不仅要进一步争取政府部门对护理组织的政策支持，推动护理立法，也要对已经推行的政策和颁布的法律法规，根据其实施情况和效果适时进行修改和完善。用政策、法律的形式明确护理的地位、职能、作用和组织形式，为护理组织活动提供保障，维护护士和患者的合法利益，稳定护士队伍。

2）提升护理政策及法律法规的执行力度

护理管理者应全面了解与护理组织活动有关的各种政策与法律法规，积极推动护理政策及法律法规的落实。护理管理者不仅要对政策与法律法规做出迅速反应，而且要有一定的预见能力，及时调整自身的管理政策、方法和发展规划等。护理管理者应以护理法律法规、政策、发展规划为导向，充分发挥自主性，制定符合护理工作特点的规章、制度，建立健全护理内部管理体制，促进护理工作规范化、制度化和科学化。

（二）护理经济环境

1. 护理经济环境概述

我国的医疗卫生组织属于公益性组织，其经济环境是指在政府的宏观调控和管制下，政府对卫生领域进行投资，以保障人民群众的基本医疗卫生服务需求，提高全民健康水平。我国政府当前制定和执行的卫生事业政策的 4 个目标是效率、公平、质量和稳定。护理组织应在 4 个目标之间寻找相对合理的平衡点，促进护理事业的健康发展。

1）效率

效率通常指产出与投入的比值。在投入一定的情况下，产出越多则效率越高；或者在产出一定的情况下，投入越少则效率越高。护理资源同其他卫生资源一样存在着"相对稀缺性"，因此必须合理、高效配置护理资源，以完成医院护理、社区服务、康复保健等工作。评价护理效率的指标有人力投入指标，如护士数量与实际开放床位数比；财力投入指标，如护士年人均工资；服务指标，如住院患者对护理服务的满意度、年人均护理患者数、年住院患者护理不良事件发生率等。

2）公平

卫生服务公平性是政府卫生工作的重要内容，也是衡量卫生经济政策的重要指标。护理服务的公平是指在不同社会成员之间，其护理需求满足程度之间的差异。评价护理服务公平的指标有可得性、可及性和护理服务的实际利用率。

3）质量

护理质量可反映护理活动满足服务对象明确与隐含的需要的效果。护理服务质量一方面指为广大人民群众提供可靠的医疗技术服务，最大限度降低护理风险，防范护理差错事故；另一方面指根据患者的不同需求，提供个性化的服务，提高护理服务效率和效用。

4）稳定

护理组织的稳定性与人们的健康息息相关，会影响社会经济环境的稳定。同样，稳定的经济环境可为护理服务提供长期、可持续的经济支持，保障护理事业的发展。

2.护理经济环境管理

护理经济环境管理是指使用卫生经济学的理论和方法，分析评价护理服务过程中的需求供给及成本效益，合理评价护理服务的经济价值，以加强对护理服务过程中的经济体系、经济规律的认识，最终达到合理配置护理资源的目的。

1）护理需求分析

护理服务对象日益多元化，使个性化护理需求增加。人口老龄化和护理需求不断外延，使社区护理和家庭护理需求增加。因此，护理管理者应加强对护理市场需求供给的调查分析，以人们的需求为导向，以社区、家庭为对象，以老年人、妇女、儿童、慢性病人群为重点，以健康教育为先导，为人民群众提供集康复、保健、健康护理为一体的方便、快捷、经济、有效的护理服务，以达到减少疾病、促进健康的目的。

2）护理市场开发

随着人民生活水平的提高，人们的消费支出结构发生了变化，健康护理支出逐年上升，人们不仅需要疾病的治疗与护理，更需要疾病后的健康护理，护理服务市场不断扩大。护理管理者应主动开发护理市场，一方面是内容的开发，不断更新服务内容，扩展服务空间，引导服务对象增加健康投资，开展家庭护理、营养指导、心理咨询等多方面的护理服务；另一方面是领域的开发，开拓保健护理、护理用品、健康咨询、护理人才等市场。开拓市场，寻求护理经济发展新的增长点，可满足日益增长的护理服务需求。

3）护理绩效管理

护理绩效管理的核心内容是护士工作的效果、效率与效益。护理作为医疗卫生服务不可或缺的一部分，其工作价值带来的效益一直未得到应有的体现。护理管理者应深入分析护理成本支出、工作效率及效益产出问题，探索合理的护理资源配置方式，进行科学的效益分析，建立科学的绩效管理体系及运行机制，客观地评判护士工作差异及能力水平，进行合理的酬劳分配。这不仅能够充分调动护士的工作积极性，使护理组织获得最大绩效，还有助于提高护士的社会和经济地位。

二、护理管理中的科学技术环境

医疗卫生组织是一个技术含量极高的组织，技术和创新是组织发展的不竭动力。因此，护理组织要提高工作效率，保持自身的竞争力，就必须关注科学技术环境的变化，借助科学技术的发展推动护理组织的发展。

（一）护理科学技术环境的构成

1.护理科学技术创新

技术创新是指组织应用创新的知识和新技术、新工艺，采用新的生产方式和经营管理模式，提高产品质量，开发、生产新的产品，提供新的服务，占据市场并实现市场价值。现代社会的科学技术发展日新月异，生产设备工具的创新、信息技术的普及、新型材料的应用、新市场的开拓等，都为护理组织营造了良好的科学技术环境，为护理技术创新提供了基础。护理科学技术的创新包括护理服务技术创新，如护理方法的改进，护理新技术、新材料、新设备的应用；护理管理技术创新，如护理制度改革、流程再造、项目管理等；护理服务领域创新，如护理服务模式的完善、延伸服务的拓展。科学技术创新是增强组织核心竞争力的重要机制，通过科学技术创新，发展自己的核心技术，可形成护理组织的核心竞争力，以此打造组织的护理品牌特色。

2. 护理核心竞争力

核心竞争力指某一组织内部一系列互补的技能和知识的结合，它可使组织的一项或多项业务达到竞争领域一流水平的能力。对于组织来说，成功的关键因素之一就是必须充分认识组织的核心竞争力，整合组织资源并对其加以利用，才能在竞争中彰显出自身特色。护理的核心竞争力在于护理服务质量的优劣、护理技术水平的高低、专科护理人才队伍的建设及护理服务领域的拓展等，其中护理技术水平的发展高低很关键。因此，护理管理者要从战略高度提升护理组织的科学技术创新能力，整合人力、物力及财力方面的优质资源，营造良好的护理文化氛围，培养和提升属于护理专业的核心竞争力，促进护理学科长足发展。

（二）护理科学技术环境管理

护理科学技术环境的管理是对护理领域的科学研究和技术活动的管理，具体来说，就是运用计划、组织、协调、管理等基本手段，有效地利用人、财、物、信息等要素，提升护理科学技术水平，达到出成果、出人才、出效益的科学技术管理目标。

1. 营造科学研究氛围

护理管理者应充分认识到护理科学技术对护理事业发展的重要性，努力营造护理科学研究氛围，发现创新人才并积极加以培养。新一代的护士具有极强的自主性和鲜明的个性，护理管理者应循循善诱，鼓励、引导年轻护士在科学研究中发挥优势，形成人才梯队，从而提升整体护理科学研究水平。

2. 健全科学研究管理组织、制度

护理管理者应健全护理科学研究管理组织及管理制度，加强对护理人才、护理技术、护理资源的统筹管理，组建护理科学研究管理的专门组织，成立科学研究小组，形成由"护理部—科研小组—护士"三个层次组成的护理科学研究管理网络，扶持护理科学技术创新，逐步建立健全各种护理科学研究管理制度，从制度上保障护理科学研究的顺利开展。进行护理科学技术研究要多渠道筹措经费，护理管理者应保证护理科学研究资金的稳定性，不仅要争取社会和国家的资助，还要争取医院及单位的资金投入。

3. 培养科学技术人才

提高护士的知识水平，使其知识结构适应护理科研的需要。护理管理者应有计

划、有重点地开展不同层次的护士科学研究培训，逐步提高护理群体的科研素质；制订切实可行的科学研究激励机制，如对获奖成果和获得立项资助的课题予以经费奖励，在晋升和评优时给予优先考虑等；实行目标激励，对各级护士制订出不同的科技创新目标，下达任务，强化护士的主动参与意识，推动护理科学研究的开展。

三、护理管理中的任务环境

护理组织作为具有特定使命和任务的组织，有其自身独特的任务环境。护理管理中的任务环境由服务对象、资源供应者、政府部门和社会公众4个方面构成。

1. 服务对象

护理服务对象从广义上来说包括个人、家庭、社区等，从狭义上来说主要指患者。护理组织是为了满足人的健康需求而存在的，因此护理组织要树立"以患者为中心"的服务理念，满足患者身心健康的需求。

2. 资源供应者

护理组织的资源供应者主要包括护理人力资源、护理材料设备、资金、技术、信息和其他各种资源等。对护理组织来说，培养护理专业学生的各类院校、人才市场是其主要的人力资源供应者。

3. 政府部门

护理管理者要处理好与政府部门的关系，要依法行事，使护理活动符合法律法规；同时要利用各种渠道和方式增进政府对护理组织的了解和支持。如护理队伍的人力资源短缺是制约护理发展的"瓶颈"问题，通过护理管理者的呼吁，该问题得到政府部门的关注，政府出台了相关政策加强护理队伍建设，提高了护理队伍的总量和质量。可以说，护理发展的每一步都离不开护理管理者的努力与政府部门的支持。护理组织还可以主动协助政府解决一些社会问题，如经常举办惠民的义诊活动、到社区举行健康讲座等，不断取得政府的信赖与支持。

4. 社会公众

护理管理者要注重护理组织形象与声誉的树立与维护，尽可能取得社会公众对护理组织的支持，且要加强与新闻媒体的合作交流，宣传护理组织的正面形象，尽量避免负面的报道，这样才有助于护理组织进一步发展。如利用微信平台开展"风尚护士"评选活动，开展科普健康教育活动，利用报纸、电台宣传报道护士的日常工作，加深社会公众对护理工作的理解和认可，展现护士的风采。

四、护理管理中的安全环境

（一）护理安全环境的构成

1. 硬件环境安全

1）建筑设施布局

医院建筑设施安全、规范、合理，可避免护士潜在的职业伤害。如病房布局不合理，易增加护士的职业疲劳感；病床的高度设计不当，护士在搬运患者时易导致腰背痛等伤害。因此，医院的建筑设施布局应充分考虑保障护士的安全。

2）设备器械管理

医疗器械的规范管理和使用，可降低护士的职业伤害风险。医疗器械对护士常见的损伤为针刺伤、锐器伤等机械性损伤，在护士职业损伤中居首位；体温计及血压计等常用的医疗物品中含有水银，暴露在环境中的水银具有神经和肾脏毒性；在消毒灭菌工作中，紫外线可引起眼炎或皮炎等损伤。加强设备器械管理是营造安全的护士工作环境的前提和保障。

3）化学品、危险品管理

化学品、危险品管理是否符合管理要求是安全风险的主要原因之一。临床常见的化学品有化疗药物、消毒剂等。化疗药物具有致癌、致畸及器官损害等潜在危险，消毒剂如过氧乙酸、含氯消毒剂、甲醛等，如使用不当，容易危及护士健康，因此必须提高警觉，确保临床使用安全。医用危险品如氧气、高压蒸汽锅炉、酒精灯等，在使用中应防止操作不当造成管道泄漏或火灾等问题，避免对护士的人身安全造成威胁。

4）环境污染控制

医院环境容易被病原微生物污染，如艾滋病病毒、乙型肝炎病毒、丙型肝炎病毒等；医院可能存在废气、污染气体，此类污染气体对人体的伤害容易被忽略，危害性也随之增加；临床上各种放射性设备及高科技医疗仪器等，可产生辐射，诱发白细胞减少、致癌等人体损伤。因此，严格控制医院的环境污染，可降低护士因环境污染受到损伤的概率。

2. 软件环境安全

1）护理职业防护体系

护理职业防护是护理安全的核心内容，护理职业防护有助于营造护理安全环境，保障护理工作有序进行。建立护理职业防护体系，健全护理职业防护规章制度，制定切实可行的护理职业防护标准、操作流程、应急预案等，使护士在日常护理工作中有章可循，这是保障护理安全的前提。

2）护理人力资源配置

护士的人力资源配置是否合理，直接影响到护理岗位人员的数量，影响护士的工作积极性和护理队伍的稳定性，继而影响工作效率、护理质量和护理安全。作为护理管理者，必须确保在适当的岗位配置适当数量和质量的护士，实现人员和护理服务活动的合理匹配，避免因人力资源短缺、工作繁忙增加护士的职业疲劳感，对护士造成身心伤害。

3）护士安全防护意识

护士安全防护意识主导着护理安全行为，因此，加强职业安全教育，营造良好的安全文化氛围，培养护士护理安全理念和意识，可规范护士的护理安全行为，帮助护士强化法律观念，强化自我防护意识，增强安全防护的自律性、日常工作的慎独性，使其严格遵守操作规程，减少意外伤害事件的发生。

4）护士职业防护

一家医院服务水平的高低不仅体现在服务质量上，也体现在医护人员的职业安全防护中。护士与患者接触时间最多，常遭受机械性损伤、化学品伤害、环境污染等，护理管理者将护士职业防护措施具体化、常规化，可保障护士的健康与安全。

5）护士心理安全

患者对医疗服务质量要求的提高、自我维权意识的增强，对护士提出了更高的要求，再加上目前护理人力资源不足，护理工作繁重，护士的工作责任和风险越来越大。此外，护士工作之余的学习、家庭生活等问题也都可能增加护士的压力，造成其紧张、焦虑乃至抑郁等心理状况。护理管理者要认识到护士高强度的工作压力与心理安全的相关性，要关注并维护护士的心理健康。

（二）护理安全环境管理

1.硬件环境管理

1）建筑设施布局合理

医院应积极改善工作环境，体现为护士服务的人性化设计，为其创造健康、安全的工作环境。护理单元应提供尽可能方便快捷的护理路线，降低护士的劳动强度，提高护理工作效率；护士站的位置应接近病房，采用开放式，有利于监护患者或与患者及探视人员交流；床单元家具的设计符合人体力学原理，减少护士在搬运患者时发生腰背痛等伤害；护理单元色彩应柔和、协调，有利于护士工作情绪稳定，减少烦躁和疲劳感；应设有适当的休息、交流和娱乐空间，使护士保持良好的工作状态。

2）完善医疗器械使用制度

建立健全护士职业防护规章制度，落实防护措施，如建立预防锐器伤的操作流程，发生锐器伤的应急预案，开展锐器伤后的伤口处理培训等；做好电器意外伤害的防范，严格规范电器操作，实行定期专业维护制度；对于有电离辐射和激光的医疗设备，应做到有效防护，合理应用并保持尽可能低水平的照射，以消除安全隐患，保障护士健康。

3）规范化学品、危险品管理

规范化学品的使用，配制化疗药应在有防护的情况下，由专业人员专门配制，可有效提高药物配制过程中的安全性和防护性。在配制和使用消毒液时使用手套、口罩、护目镜等防护用品，以尽量避免消毒液对眼睛、皮肤、黏膜的直接刺激；对于挥发性消毒液，要加盖密封保存。加强危险品的管理，氧气瓶、酒精灯等定点存放、标志明晰、使用规范。

4）控制医院环境污染

严格执行消毒隔离制度是控制医院环境污染的主要手段。如加强医院环境污染的监测和分析，对执行消毒隔离的相关护士进行培训并进行质量监控，严格规范护士的手消毒操作及消毒剂的使用操作，落实医疗设备的防护措施、操作规程。此外，医院应设有专门管理机构，对清洁工人进行培训、管理，并定期抽查病房卫生及消毒隔离情况，以减少医院环境污染隐患。

2. 软件环境管理

1）完善护理职业防护体系

卫生行政部门应建立健全护理职业防护规章制度,如职业暴露登记报告制度、职业暴露预防制度及职业暴露后处理制度等；医院应制定护理职业防护标准、操作流程、应急预案，如锐器回收流程、针刺伤应急预案等；护理部应设立护理职业防护体系，形成职业防护网络，加强检查监督，不定期抽查护士职业防护措施落实情况。

2）合理配置护理人力资源

护理管理者应有效、合理地利用现有人力资源，进行合理配置，使之与临床实际工作量相匹配。根据护士的自身条件、业务能力、工作资历、管理能力等合理搭建人员梯队，对护士分层次使用；制订人员调配预案，实行弹性排班；制订备班制度，根据不同时段护理工作量的变化，动态安排护士人数，如中午班、夜班、医疗护理高峰时要增加人员，以多种方式解决护理人力资源不足的问题，减轻护士工作负荷。

3）增强护士的安全防护意识

加强对护士职业安全的培训和教育，帮助护士加强学习、掌握职业安全防护知识，开展普及性预防，即假定所有患者血液、体液都有潜在感染性而采取的防护措施；强化自我防护意识，增强职业防护的自律性、日常工作的慎独性，使护士的安全防护意识落实到每项操作的每一个环节。

4）加强护理职业防护

应积极改善护士的防护条件，更新防护设备和用品，制订和落实有效的预防和保护措施，为护士创造更加安全的工作环境。

5）促进护士身心健康

护理管理者应从护士的工作、学习、生活的各个方面出发，关心护士，解除其后顾之忧，缓解护士的工作压力。同时，教会护士学会自我心理疏导，放松情绪，保持身心健康。

第六章 护理质量管理

第一节 护理质量管理概述

护理质量管理是护理管理的核心，也是护理管理的重要职能。护理质量直接反映护理工作的职业特色和工作内涵。护理质量不仅取决于护士的业务素质和技术水平，还与护理管理方法的优劣和管理水平的高低密不可分。科学有效的质量管理，是提高护理质量的主要措施，也是向患者提供安全护理的重要保障。因此，如何为患者提供全面、整体、高质量的服务，满足他们的服务需求，已成为护理质量管理者研究的主要任务。

一、护理质量管理的概念

护理质量管理是指按照护理质量形成的过程和规律，对构成护理质量的各要素进行计划、组织、协调和控制，以保证护理工作达到规定的标准和满足服务对象需求的活动过程。开展护理质量管理，首先，必须建立护理质量管理体系并有效运行；其次，要制订护理质量标准，使管理有依据；最后，要对护理过程中构成护理质量的各要素按标准进行质量控制，才能达到满足服务对象需求的目的。在护理质量管理过程中，各个环节相互制约，相互促进，不断循环，周而复始，质量一次比一次提高，形成了一套质量管理体系和技术方法，可使护士以最佳的技术、最短的时间、最低的成本达到最优质的护理服务效果。

二、护理质量管理的任务

护理质量管理基本任务包括以下五个方面。

（一）建立护理质量管理体系

护理质量是在护理服务活动过程中逐步形成的。要使护理服务过程中影响护理质量的因素都处于受控状态，必须建立完善的护理质量管理体系，明确规定每个护士在护理质量工作中的具体任务、职责和权限。只有这样，才能有效实施护理管理活动，保证服务质量的不断提高。护理质量管理体系是医院质量管理体系的一部分，应与医院质量管理体系同步建立。

（二）进行质量教育

质量教育是护理质量管理的一项重要的基础工作。一个人的意识和观念将直接影响其行为活动及结果，因此，要搞好质量工作，关键在于增强人的质量意识。护理管理者应加强质量教育，不断增强全体护士的质量意识，使护士认识到自己在提高质量中的责任，明确提高质量对整个社会和医院的重要作用，自觉地掌握和运用质量管理的方法和技术，不断地提高护理工作质量。

（三）制订和更新护理质量标准

护理质量标准是规范护士行为和评价护理质量的依据。护理管理者的一个重要任务就是建立护理质量标准，结合实际情况不断更新护理质量标准。建立系统的、科学的和先进的护理质量标准，有利于提高护理质量和护理管理水平。

（四）进行全面质量控制

对影响护理质量的各个要素和各个过程进行全面的质量控制；建立质量可追溯机制，利用标签、标识、记录等对服务进行唯一标识，以防止物品误用和出现问题时能追查原因。

（五）评价与持续改进

护理质量评价是护理质量管理中的工作之一。评价一般指衡量所定标准或目标是否实现或实现的程度如何，即对一项工作成效大小、工作好坏、进度快慢、对策正确与否等方面做出判断的过程。评价贯穿于工作的全过程，不应仅在工作结束之后进行。护理质量评价是不断改进护理质量管理，增强管理效果的重要途径。护理质量持续改进是护理质量管理的灵魂，树立"第一次把事情做对"的观念，不能安于现状，要追求卓越的意识，力争对护理质量进行持续改进。

三、护理质量管理的基本原则

（一）以患者为中心原则

患者是医院医疗护理服务的中心，是医院赖以存在和发展的基础。以患者为中心的原则强调，无论是临床护理工作流程设计、优化，护理标准制订，还是日常服务活动的评价等管理活动，都必须打破以工作为中心的模式，建立以尊重患者人格，满足患者需求，提供专业化服务，保障患者安全的文化与制度。

（二）预防为主原则

在护理质量管理中树立"第一次把事情做对"的观念,对形成护理质量的要素、过程和结果的风险进行识别，建立应急预案，采取预防措施，防止或减少护理质量缺陷的发生。要理解质量是做出来的，而不是检验出来的，检验是事后把关，不能产生质量。

（三）全员参与原则

护理服务的各个环节和每个过程都是护士劳动的结果，各级护理管理者和临床一线护士的态度和行为直接影响着护理质量。因此,护理管理者必须重视人的作用,对护士进行培训和引导，增强护士的质量意识，使每个护士能自觉参与护理质量管理工作，充分发挥全体护士的主观能动性和创造性，不断提高护理质量。

（四）基于事实的决策方法原则

有效的决策必须以充分的数据和真实的信息为基础。护理管理者应运用统计技术，对护理质量要素、过程及结果进行测量和监控，分析各种数据和信息之间的逻辑关系，寻找内在规律，比较不同质量控制方案的优劣，结合过去的经验和直觉判断，做出质量管理决策并采取行动。这是避免决策失误的重要原则。

（五）持续改进原则

持续改进是指在现有服务水平上不断提高服务质量及管理体系有效性和效率的循环活动。要强化各层次护士，特别是管理层人员追求卓越的质量意识，以追求更高的过程效率和有效性为目标，主动寻求改进机会，确定改进项目，而不是等出现了问题再考虑改进。

四、护理质量管理的基本标准

（一）标准及标准化的概念

1. 标准

标准是指为在一定范围内获得最佳秩序，对活动或其结果规定共同的和反复使用的规则、导则或特性的文件。其以科学技术和实践经验为基础，经有关方面协商同意，由公认的机构批准，以特定的形式发布，具有一定的权威性。我国的标准分国家标准、行业标准、地方标准和企业标准4级。

2. 标准化

标准化是为在一定范围内获得最佳秩序，对实际的或潜在的问题制订共同和反复使用的规则的活动。这种活动包括制订、发布、实施和改进标准的过程。这种过程不是一次完结，而是不断循环、螺旋式上升的。每完成一次循环，标准水平就提高一步。标准化的基本形式包括简化、统一化、系列化、通用化和组合化。

（二）护理质量标准的概念及分类

1. 护理质量标准的概念

护理质量标准是依据护理工作内容、特点、流程、管理要求以及护士和服务对象特点、需求而制订的护士应遵守的准则、规定、程序和方法。护理质量标准由一系列具体标准组成，如在医院工作中，各种条例、制度、岗位职责、医疗护理技术操作常规均属于广义的标准。

2. 护理质量标准的分类

护理质量标准目前没有固定的分类方法。根据使用范围分为护理业务质量标准和护理管理质量标准；根据使用目的分为方法性标准和衡量性标准；根据管理过程结构分为要素质量标准、过程质量标准和终末质量标准，这三者是不可分割的标准体系。现以要素质量标准、过程质量标准和终末质量标准进行说明。

1）要素质量标准

要素质量是指构成护理工作质量的基本元素。要素质量标准既可以是护理技术操作的要素质量标准，又可以是管理的要素质量标准，每一项要素质量标准都应有具体的要求。如对临床护理质量管理与改进的具体要求是：建立分级护理制度质量控制流程，落实岗位责任制，明确临床护理内涵及工作规范；有护理质量评价标准和考核指标，建立质量可追溯机制等。

2）过程质量标准

过程质量是各种要素通过组织管理所形成的各项工作能力、服务项目及其工作程序或工序质量，它们是一环套一环的，因此又称为环节质量。在过程质量中强调协调的医疗服务体系能保障提供连贯的医疗服务。连贯的医疗服务主要指急诊与入院的衔接、诊断与治疗的衔接、诊疗程序的衔接、科室之间的衔接、医院与社区的衔接。

3）终末质量标准

护理工作的终末质量是指患者所得到护理效果的综合质量。其是通过某种质量评价方法形成的质量指标体系。例如，住院患者是以重返率（再住院与再手术）、死亡率（住院死亡与术后死亡）、安全指标（并发症与患者安全）三个终末质量为重点。这类指标还包括患者及社会对医疗护理工作的满意率等。

（三）护理质量标准化管理

护理质量标准化管理，就是制订护理质量标准，执行护理质量标准，并不断进行护理标准化建设的工作过程。

1. 制订护理质量标准的原则

1）可衡量性原则

没有数据就没有质量的概念，因此在制订护理质量标准时要用数据来表达，对一些定性标准也尽量将其转化为可计量的指标。

2）科学性原则

制订护理质量标准不仅要符合法律法规和规章制度要求，还要能够满足患者的需要，以利于规范护士的行为，提高护理质量和医院的管理水平。

3）实用性原则

从客观实际出发，掌握医院目前护理质量水平与国内外护理质量水平的差距，根据现有护士、技术、设备、物资、时间、任务等条件，制订出护理质量标准和具体指标，制订标准值时应基于事实，但略高于事实，即标准应是经过努力才能达到的。

4）严肃性和相对稳定性原则

在制订各项护理质量标准时要有科学的依据和群众基础，一经审定，必须严肃认真地执行。凡强制性、指令性标准应真正成为质量管理的法规；其他规范性标准，也应发挥其规范指导作用。因此，需要保持各项标准的相对稳定性，不可朝令夕改。

2. 制订护理质量标准的方法和过程

制订护理质量标准的方法和过程可以分为4个步骤。

1）调查研究，收集资料

调查内容包括国内外有关护理质量标准的资料、相关科研成果、实践经验、技术数据的统计资料及有关方面的意见和要求等。调查方法要实行收集资料与现场考察相结合，典型调查与普查相结合，本单位与外单位相结合。调查工作完成后，要进行认真的分析、归纳和总结。

2）拟定标准，进行验证

在调查研究的基础上，对各种资料、数据进行统计分析和全面综合研究，着手编写护理质量管理标准的初稿。初稿完成后要发给有关单位、人员征求意见，组织讨论，修改形成文件。然后进行小范围的试验，必须通过试验才能得出结论，并通过试验验证，以保证标准的质量。

3）审定、公布、实行

对拟定的护理质量标准进行审批，必须根据不同标准的类别经各级相关卫生行政主管部门审查通过后公布，并在一定范围内实行。

4）标准的修订

随着护理质量管理实践的不断发展，原有的标准不能适应新形势的要求，此时就应该对原有质量标准进行修订或废止，制订新的标准，以保证护理质量的不断提升。

总之，护理质量标准是护理管理的重要依据，它不仅是衡量护理工作优劣的准则，也是指导护士工作的指南。建立系统的、科学的和先进的护理质量标准与评价体系，有利于提高临床护理质量，保证患者安全。

第二节　护理质量管理方法

常用的护理质量管理方法有 PDCA 循环、临床路径、JCI 认证、六西格玛等。其中 PDCA 循环是护理质量管理最基本的方法之一。

一、PDCA 循环

（一）PDCA 循环的概念

PDCA 循环是计划（plan）、实施（do）、检查（check）、处理（action）4 个阶段的循环反复过程，是一种程序化、标准化、科学化的管理方式。PDCA 循环是由美国著名的质量管理专家爱德华·戴明于 20 世纪 50 年代初提出的，又称"戴明环"。PDCA 循环的过程就是发现问题和解决问题的过程。这种方法作为质量管理的基本方法，广泛应用于医疗和护理领域。

（二）PDCA 循环的步骤

每一次 PDCA 循环都要经过 4 个阶段，8 个步骤。

1. 计划阶段

第一步，分析质量现状，找出存在的质量问题；第二步，分析产生质量问题的原因或影响因素；第三步，找出影响质量的主要因素；第四步，针对影响质量的主要原因研究对策，制订相应的管理或技术措施，提出改进的行动计划，并预测实际效果。解决问题的措施应具体而明确，回答 5W1H（分别为 what、why、who、where、when 和 how）内容。

2. 实施阶段

按照预定的质量计划、目标、措施及分工要求付诸实际行动。此为 PDCA 循环的第五步。

3. 检查阶段

根据计划要求，对实际执行情况进行检查，将实际效果与预计目标进行对比分析，寻找和发现计划执行中的问题并进行改进。此为 PDCA 循环的第六步。

4. 处理阶段

对检查结果进行分析、评价和总结。具体分为两个步骤进行。即第七步，把成果和经验纳入有关标准和规范中，巩固已取得的成绩，防止不良结果再次发生；第八步，把没有解决的质量问题或新发现的质量问题转入下一个 PDCA 循环，为制订下一轮循环计划提供资料。

原有的质量问题解决了，又会产生新的问题，问题不断产生又不断被解决，PDCA 循环不停地运转，这就是护理质量不断改进的过程。

（三）PDCA 循环的特点

1. 系统性

PDCA 循环作为科学的工作程序，从结构来看，循环的 4 个阶段是一个有机的整体，缺少任何一个环节都不可能取得预期效果，比如计划不周，会给实施造成困难；有工作布置而无后续检查，结果可能会不了了之；不注意将未解决的问题转入下一个 PDCA 循环，工作质量就难以提高。

2. 关联性

PDCA 循环作为一种科学的管理方法，适用于各项管理工作和管理的各个环节。从循环过程来看，各个循环彼此关联，相互作用。护理质量管理是医院质量管理循环中的一个子循环，与医疗、医技、行政、后勤等部门质量管理的子循环共同组成了医院质量管理的大循环。而各护理单元又是护理质量管理体系中的子循环。整个医院运转的绩效取决于各部门、各环节的工作质量，而各部门、各环节必须围绕医院的方针目标协调行动。因此，大循环是小循环的依据，小循环是大循环的基础。PDCA 循环把医院的各项工作有机地组织起来，可达到彼此促进、持续提高的目的。

3. 递进性

PDCA 循环作为一个持续改进模型，从结果来看是呈阶梯式上升的。PDCA 循环不是一种简单的周而复始，也不是同一水平上的循环。每次循环，都要有新的目标，都要解决一些问题，这样才会使质量提高一步，接着又制订新的计划，开始在较高基础上的新循环。这种阶梯式的逐步提高，使管理工作从前一个水平上升到更高一个水平。

二、临床路径

（一）临床路径的概念

临床路径是由临床医生、护士及支持临床医疗服务的各专业技术人员共同合作为服务对象制订的标准化诊疗护理工作模式，同时也是一种新的医疗护理质量管理法。

（二）临床路径的发展

20 世纪 80 年代初，美国人均医疗费用由 20 世纪 60 年代的 80 美元上涨到 1 710 美元，增加了 20 多倍。美国政府为了遏制医疗费用不断上涨的趋势和提高卫生资源的利用率，以法律的形式实行了以诊断分类为付款基础的定额预付款制（DRGs-PPS）。1990 年，美国波士顿新英格兰医疗中心医院选择了 DRGs 中的某些病种，在住院期间按照既定的诊疗计划开展诊疗工作，既可缩短平均住院天数和节约费用，又可达到预期的治疗效果。此种模式提出后受到了美国医学界的高度重视，逐步得到应用和推广。后来人们将这种模式称为临床路径。

目前，美国大部分医疗机构相继采用临床路径。英国、澳大利亚、日本、新加坡等国的应用也逐渐增加。1996 年，临床路径引入我国，一些城市的大医院相继引入这一新的管理模式，并开展了部分研究和临床路径试点工作。目前已制订了呼吸内科、消化内科等 22 个专业 700 个病种的临床路径。

（三）临床路径的实施

临床路径的实施过程是按照 PDCA 循环模式进行的，包括以下几个阶段。

1. 前期准备

成立临床路径实施小组；收集基础信息；分析和确定实施临床路径的病种或手术，临床常见、发病率高、治疗简单、住院时间和费用差异小、诊断明确的病种较适合实施临床路径。

2. 制订临床路径

制订临床路径方法主要为专家制订法、循证法和数据分析法。制订过程中需要确定流程图、纳入标准、排除标准、临床监控指标与评估指标、变异分析等相关标准，最终形成临床路径医生、护士和患者版本。各版本内容基本相同，但各有侧重，详略程度和使用范围有所不同，这也可以增进医务人员与患者的沟通，有利于患者参与监控，保证临床路径措施的落实。

3. 实施临床路径

按照既定路径在临床医疗护理实践中落实相关措施。

4. 测评与持续改进

评估指标可分为以下 5 种：年度评估指标（平均住院天数及费用等）、质量评估指标（合并症与并发症、死亡率等）、差异度评估指标（医疗资源运用情况等）、临床成果评估指标（缩短平均住院天数、降低每人次的住院费用、降低资源利用率等）及患者满意度评估指标（对医生、护士的诊疗技术、等待时间、诊疗环境等）。根据 PDCA 循环的原理，定期对实施过程中遇到的问题以及国内外最新进展，结合本医院的实际情况，及时对临床路径加以修改、补充和完善。

（四）临床路径的变异处理

实施临床路径时可能会出现变异情况。变异是指按纳入标准进入路径的个别患者，偏离临床路径的情况或在沿着标准临床路径接受医疗、护理的过程中，出现偏差的现象。根据造成变异的原因，可分为疾病转归造成的变异、医务人员造成的变异、医院系统造成的变异、患者需求造成的变异 4 种类型；根据变异管理的难易程度，可以分为可控变异与不可控变异；根据变异发生的性质，变异有正负之分，正变异是指计划好的活动或结果提前进行或完成，负变异是指计划好的活动或结果推迟进行或完成。

对变异的管理是临床路径管理的重点，对变异记录和分析的过程就是为临床管理、制订医疗护理计划以及改进路径表单等工作提供信息反馈的过程。对变异的分析可以发现临床管理中存在的问题，可以明确诊疗流程中的瓶颈，也只有对变异进行有效的管理才能使临床路径真正起到缩短住院天数、降低医疗费用、提高医疗护理质量的作用。总之，临床路径变异是在某个范围内，对照医护流程加以标准化，一旦发现患者有个体性的照护需求，且与预设的照护项目有差异时，仍会提供适当、个体性的照护。

（五）临床路径与护理

临床路径护理版是针对特定的患者群体，以时间为横轴，以各护理措施为纵轴的日程计划表，是有预见性地进行工作的依据。护理在临床路径中的作用与地位是不容忽视的，护士是执行临床路径的核心成员。在临床路径管理模式下，医护关系发生了根本的变化，由从属配合关系变为平等合作关系。护理活动也是临床路径活动的重要内容。在执行临床路径过程中，护理活动可归纳为监测评估、检验、给药、治疗、活动、饮食、排泄护理、护理指导、出院规划、评价等项目。

三、JCI 认证及其标准

（一）JCI 认证的概念

JCI（Joint Commission International）是指联合委员会国际部，是美国国际医疗卫生机构认证联合委员会（JCAHO）的国际部，也是 WHO 认可的全球评估医院质量的权威评审机构。JCI 认证是一种医院质量管理和改进的有效手段，属于国际医院质量评审方法。

（二）JCI 认证的起源

医院质量评审作为医院质量管理和改进的有效手段，已赢得了世界各国的重视。美国是最早开展医院质量评审的国家。JCAHO 及其前身一直致力于改善医疗服务质量，它制订并完善了一整套符合各国医疗机构实际情况的医院服务和管理标准，并通过评价医疗机构是否符合其标准来保证患者得到持续的、安全的和高质量的服务。在美国，JCAHO 标准事实上就是国家标准。美国大多数医疗机构都接受了 JCAHO 评审。为了在全球范围内推广其先进的医疗行业质量管理理念，JCI 编制了医疗机构认证标准，由 16 位富有经验的医生、护士、管理者和公共政策专家组成国际工作小组，负责制订和完善国际评审标准，经世界七大洲的专门机构讨论，最后在拉丁美洲、西欧和中东国家的医院进行评测后定稿，并开始对海外医疗机构进行认证。JCI 专家由医疗、护理、行政管理和公共政策等方面的国际专家组成，他们分别来自西欧、中东、拉丁美洲及中美洲、亚太地区、北美、中欧、东欧以及非洲。JCI 是一个独立的非营利性、非政府机构。

（三）JCI 标准的特点及其与 ISO 标准的区别

JCI 标准的最大特点是以满足服务对象的全方位合理需求作为主要的依据，其理念是最大限度地实现医疗服务"以患者为中心"，并建立相应的政策、制度和流程以鼓励持续不断的质量改进，规范医院管理，为患者提供周到、优质的服务。

ISO 是指国际标准化组织，JCI 标准和 ISO 标准都属于国际认证标准。其区别在于 ISO 标准适用于公司、工厂等产品生产和销售类企业，ISO 的目的是促使流程标准化以维持质量的恒定性；JCI 标准则是专门用于医疗机构认证的国际医疗行业标准，JCI 的目的是在标准化的流程中做到全面提升、整体改善，而且每 3 年对被认证单位进行复审，以确保质量。

（四）中国引入 JCI 标准

中国作为世界上最大的医疗卫生服务体系，在医院评审方面也进行了卓有成效的探索。20 世纪 80 年代末至 90 年代末，在全国范围内普遍开展的医院分级管理与医院评审工作，就是在总结我国三级医疗网和文明医院建设经验的基础上，借鉴国外医院评审经验而进行的。2002 年，我国同美国 JCAHO 领导人就中国翻译出版《联合委员会国际部医院评审标准》（第二版）中文译本达成共识。2003 年，《联合委员会国际部医院评审标准》（第二版）正式出版。同时，我国修订了我国医院评审标准，并在北京 4 家三级医院进行了医院评审试点。2005 年，我国引入第二版 JCI 标准，结合我国通过 JCI 评审认证医院的成功经验与中国医院评审实践，以"医院管理年"为契机颁布的《医院管理评价指南（试行）》，成为医院评审标准的雏形。2011 年颁布的《三级综合医院评审标准（2011 年版）》的特点是，在制订时突出以患者需求为导向，更加关注患者就医的感受，以"质量、安全、服务、管理、绩效"为重点，监测指标是以过程（核心）质量指标与终末质量指标并重的模式展现。

（五）JCI 标准的意义

JCI 标准的管理模式强调以患者为中心，其意义不仅是提供一套医院服务质量管理标准，还是协助医院进行科学管理的工具。只要医院按照标准进行管理及持续改进，对医院的各项工作都将有很好的提升作用。医疗机构必须建立连续监测患者安全的系统，以构建零风险的就医环境为最终目标。根据 JCI 提供的方法，以满足患者安全需求为出发点，建立患者安全监测指标及意外事件报告程序，对医疗服务细节的安全进行评估，可有效防止不良事件的发生。

四、六西格玛

（一）六西格玛的内涵及管理

1. 六西格玛的内涵

西格玛（σ）是希腊文的字母，在统计学中称为标准差，用来表示数据的分散程度，以此描述总体中的个体离均值的偏离程度。西格玛表明了诸如单位缺陷、百万缺陷或错误的概率性，西格玛值越大，缺陷或错误就越少。六西格玛是一个目标，这个质量水平意味着在所有的过程和结果中，合格率为 99.99966%，也就是说，做 100 万件事情，其中只有 3.4 件是有缺陷的，这几乎趋近人类能够达到的最完美的境界。

2. 六西格玛管理

六西格玛管理是一种统计评估法，通过"测量"一个过程有多少个缺陷，并系统地分析出怎样消除它们和尽可能地接近"零缺陷"，进行质量管理。六西格玛是帮助企业集中于开发和提供近乎完美产品和服务的一个高度规范化的过程。其核心是追求"零缺陷"生产、防范产品责任风险、降低成本、提高生产率和市场占有率、提高顾客满意度和忠诚度。六西格玛管理既着眼于产品和服务质量，又关注过程的改进，是获得和保持企业在经营上成功并将其经营业绩最大化的综合管理体系和发展战略，是使企业获得快速增长的经营方式。

（二）六西格玛管理的特征

1. 以顾客为关注焦点

六西格玛管理以顾客为中心，关注顾客的需求。它的出发点就是研究顾客最需要的是什么？最关心的是什么？根据顾客的需求来确定管理项目，将重点放在顾客最关心和对组织影响最大的方面。通过提高顾客满意度和降低资源成本，提升顾客满意度和服务水平，促使业绩提升。

2. 注重数据和事实

六西格玛管理广泛采用各种统计技术工具，使管理成为一种可测量、数字化的科学，提升了企业管理的能力，是一种高度重视数据，依据数字和数据进行决策的管理方法。用数据说话是六西格玛管理的精髓。

3. 重视产品和流程的突破性质量改进

六西格玛项目的改进都是突破性的。这种改进能使产品质量得到显著提高，或者使流程得到改造，从而使组织获得显著的经济利益。

4. 有预见的积极主动管理

六西格玛管理包括一系列的工具和实践经验，它用动态的、即时反应的、有预见的、积极的管理方式取代被动的习惯，促使企业在追求几乎完美的质量水平而不容出错的竞争环境下能够快速向前发展。

5. 倡导无界限合作

六西格玛管理中通过确切的理解最终用户和流程中工作流向的真正需求，以广泛沟通为基础，营造出一种真正支持团队合作的管理结构和环境。

（三）六西格玛管理的实施程序

1. 辨别核心流程和关键顾客

辨别核心流程和关键顾客主要包括：①辨别核心流程。②界定业务流程的关键输出物和顾客对象。③绘制核心流程图。

2. 定义顾客需求

定义顾客需求主要包括：①收集顾客数据，制订顾客反馈战略。②制订绩效指标及需求说明。③分析顾客各种不同的需求并对其进行排序。

3. 针对顾客需求评估当前行为绩效

针对顾客需求评估当前行为绩效主要包括：①选择评估指标。②对评估指标进行可操作性的界定，以避免产生误解。③确定评估指标的资料来源。④准备收集资料。⑤实施绩效评估，并检测评估结果的准确性和价值所在。⑥通过对评估结果所反映出的误差进行数量和原因方面的分析，识别可能的改进机会。

4. 辨别优先次序，实施流程改进

六西格玛管理模式是系统地解决问题的方法和工具。它主要包含一个流程改进模式，即 DMAIC 模式，该流程用于每个环节的不断改善，使控制目标达到"零缺陷"水平。具体解释如下。

（1）界定：陈述问题，确定改进目标及其进度，制订进度计划，是六西格玛项目的起点，也是至关重要的一步。

（2）测量：识别并量化顾客的关键要求，收集数据，了解现有质量水平。

（3）分析：分析数据，探究误差发生的根本原因，利用统计学工具对整个系统进行分析，找到影响质量的关键因素。

（4）改进：针对关键因素确立最佳改进方案，在分析的基础上提出并验证措施，并将措施标准化。这个步骤需不断测试以检测改善后的方案是否有效。

（5）控制：确保所做的改善能够持续下去，避免错误再度发生，采取有效措施以维持改进的结果。控制是六西格玛管理能长期改善品质与成本的关键。

5. 扩展、整合西格玛管理系统

扩展、整合西格玛管理系统主要包括：①提供连续的评估以支持改进。②定义流程负责人及其相应的管理责任。③实施闭环管理，不断向六西格玛绩效水平推进。

（四）六西格玛管理的优点

1. 提升企业管理的能力

六西格玛管理以数据和事实为驱动器。过去对管理的理解和对管理理论的认识更多停留在口头上和书面上，而六西格玛把这一切都转化为实际有效的行动。

2. 节约企业运营成本

对于企业而言，所有的残次品要么被废弃，要么需要重新返工，要么需要在客户现场维修、调换，这些都需要花费企业成本。质量缺陷的发生率下降将有效节约企业的运营成本。

3. 增加顾客价值

实施六西格玛管理可以使企业从了解并满足顾客需求到实现最大利润之间的各个环节实现良性循环：首先了解和掌握顾客的需求，然后通过采用六西格玛管理减少随意性和降低差错率，从而提高顾客满意度。通用电气的医疗设备部门在导入六西格玛管理之后创造了一种新的技术，以往患者需要 3 min 做一次全身检查，现在却只需要 1 min 了。医院也因此提高了设备的利用率，降低了检查成本，因而出现了令企业、医院、患者三方面都满意的结果。

4. 改进服务水平

由于六西格玛管理不但可以用来改善产品品质，还可以用来改善服务流程，因此对顾客服务的水平也得以提高。

5. 形成积极向上的企业文化

通过实施六西格玛管理，每个人都知道自己应该做成什么样，应该怎么做，员工十分重视质量以及顾客的要求，并力求做到最好，由此形成每个人努力保证质量、不断提高效率的企业文化。

第三节　护理质量评价与持续改进

护理质量评价是护理质量管理的重要手段，贯穿于护理过程的始终，是一项系统工程。护理质量评价可以客观地反映护理质量和效果，确定发生问题的原因，寻找改进的机会，进行持续改进，不断提高护理质量。

评价一般指衡量所定标准或目标是否实现或实现的程度如何，即对一项工作成效大小、工作好坏、进展快慢、对策正确与否等方面做出判断的过程。评价的主体是内部评价和外部评价，评价的客体是护理结构、过程和结果。评价的过程是收集资料，将资料与标准比较并做出判断的过程。根据评价时间分为定期评价和不定期评价，前者按月、季度、半年或一年进行，后者根据需要进行；根据内容分为综合性评价和目标性专题评价；根据评价主体分为医院外部评价、上级评价、同级评价、自我评价和服务对象评价等。

一、护理质量评价方法

（一）以要素质量为导向的评价

以要素质量为导向的评价即以构成护理服务要素质量基本内容的各个方面为导向所进行的评价。护理质量评价的基本内容包括与护理活动相关的组织结构、物质设施、资源和仪器设备及护士的素质等。具体表现为：①环境。病房结构布局是否合理，患者所处环境是否安全、清洁、舒适，温度、湿度等情况是否合适。②护士工作安排。人员素质和业务技术水平是否合乎标准，是否选择恰当的护理工作方法，管理者的组织协调是否合理等。③与护理工作相关的器械、设备的使用和维护。器械、设备是否处于正常的工作状态，包括药品、物品基数及保持情况。④患者情况。护士是否掌握患者的病情，制订的护理计划和采取的护理措施是否有效，患者的生理、心理、社会的健康是否得到照顾。⑤护理文书是否完整，医院规章制度是否落实，后勤保障工作是否到位等。

以要素质量为导向的评价方法有现场检查、考核、问卷调查、查阅资料等。

（二）以流程优化为导向的评价

以流程优化为导向的评价即对现有护理工作流程的梳理、完善和改进的一项策略，不仅要求护士做正确的事，还包括如何正确地做这些事。医院护理单元通过不断发展、完善，优化护理流程最终提高护理质量的。以流程优化为导向的评价就是以护理流程的设计、实施和改进为导向对护理质量进行评价。护理流程优化内容涉及管理优化、服务优化、成本优化、技术优化、质量优化、效率优化等指标。以流程优化为导向的评价，是针对某一个或多个优化指标进行评价的。具体表现为：

①护理管理方面。护士配置是否可以发挥最大价值的护理工作效益；排班是否能满足患者需求，且有利于护士健康和护士安全有效地执行护理工作；护理操作流程是否简化且使得患者、护士、部门和医院均受益等。②服务方面。接待患者是否热情，患者安置是否妥当、及时，入院及出院介绍是否详细，住院过程中是否能做到主动沟通、有问必答等。③技术方面。急救流程、操作流程、药品配制流程、健康教育流程等是否合理。④成本方面。病房固定物资耗损情况、水电消耗情况、一次性物品等护理耗材使用情况等。

以流程优化为导向的评价方法主要为现场检查、考核和资料分析，包括定性的评价内容和各种用于定量分析的相关经济指标、护理管理过程评测指标及其指标值。

（三）以患者满意为导向的评价

患者作为护理服务的受体，对护理质量的评价是对护理工作最直接并较为客观的评价。以患者满意为导向的护理质量评价是将监测评比重点放在患者的满意度方面，将监督、评价护理质量的权力直接交给患者，既维护了患者的权益，又最大限度地实现了护理工作以满足患者需求为目的的服务宗旨。护士根据患者对护理服务的评价，给予分析、评估护理服务的效果，从而达到护理服务质量持续改进的目的。评价内容涉及护士医德医风、工作态度、服务态度、技术水平、护患沟通、满足患者生活需要、健康教育（即入院宣教，检查和手术前后宣教，疾病知识、药物知识宣教，出院指导）、病区环境管理、护士长管理水平等。

以患者满意为导向的评价方法有：①与患者直接沟通。这是获取患者满意度的最佳方式。但由于医院难以做到与所有患者直接沟通，因此通常采用定期邀请患者代表召开座谈会收集意见，设立患者来信来访室，安排专人接待患者，开通患者热线电话等方式。②问卷调查。问卷调查可通过信函、传真、电子邮件、网上调查、现场发放调查表等形式进行。③患者投诉。一般要求医院主动设立公开投诉热线电话，在重要场所设立投诉信箱，方便患者投诉，广泛获取患者意见。此外，还可以通过新闻媒体的报道，权威机构的调查结果，行业协会的调查结果等获取患者满意度信息。

二、护理质量评价结果分析

护理质量评价结果的直接表现形式主要是各种数据，但用这些数据尚不能直接对护理质量进行判断，必须进行统计分析。护理质量评价结果分析方法较多，可根据收集数据的特性采用不同的方法进行分析。常有的方法有定性分析法和定量分析法两种。定性分析法包括调查表法、分层法、水平对比法、流程图法、亲和图法、头脑风暴法、因果分析图法、树图法和对策图法等。定量分析法包括排列图法、直方图法和散点图的相关分析等。下面列举了 5 种常见的分析法。

（一）调查表法

调查表是指用于系统收集、整理分析数据的统计表。通常有检查表、数据表和统计分析表等。如住院患者对护士工作满意度调查表属于检查表。

（二）因果图法

因果图是分析和表示某一结果（或现象）与其原因之间关系的一种工具。通过分层次列出各种可能的原因，帮助人们识别与某种结果有关的真正原因，特别是关键原因，从而寻找解决问题的措施。因果图因其形状像鱼刺，故又称鱼骨图，包括"原因"和"结果"两个部分。原因部分又根据对质量问题造成影响的大小分大原因、中原因、小原因。

其制作步骤是：①明确要解决的质量问题。②召开专家及有关人员的质量分析会，针对要解决的问题找出各种影响因素。③管理人员将影响质量的因素按大、中、小分类，依次用大小箭头标出。④判断真正影响质量的主要原因。

（三）排列图法

排列图法又称主次因素分析法、帕洛特图法。它是找出影响护理质量主要因素的一种简单而有效的图表方法。排列图是根据"关键的少数和次要的多数"的原理而制作的，也就是将影响护理质量的众多影响因素按其对质量影响程度的大小，用直方图形顺序排列，从而找出主要因素。

其结构是由两个纵坐标和一个横坐标，若干个直方形和一条曲线构成。左侧纵坐标表示不合格项目出现的频数，右侧纵坐标表示不合格项目出现的百分比，横坐标表示影响质量的各种因素，按影响大小顺序排列，直方形高度表示相应的因素的影响程度，曲线表示累计频率（也称帕洛特曲线）。

排列图的作用：①确定影响质量的主要因素。通常按累计百分比将影响因素分为3类。累计百分比在80%以内为A类因素，即主要因素；累计百分比在80%～90%为B类因素，即次要因素；累计百分比在90%～100%为C类因素，即一般因素。由于A类因素已包含80%存在的问题，此问题解决了，大部分质量问题就得到了解决。②确定采取措施的顺序。③动态排列图可评价采取措施的效果。

（四）直方图法

直方图用来整理数据，将质量管理中收集的一大部分数据，按一定要求进行处理，逐一构成一个直方图，然后对其排列，从中找出质量变化规律。直方图是预测质量好坏的一种常用的质量统计方法。

（五）控制图法

控制图又称管理图，是一种带有控制界限的图表，用于区分质量波动是由偶然因素还是系统因素引起的统计工具。

控制图中，纵坐标表示目标值，横坐标表示时间，画出3～5条线，即中心线、上下控制线、上下警戒线。

控制图可用于：①诊断。评估一个过程的稳定性。②控制。决定某一过程何时需要调整，何时需要保持原有状态。当过程发生异常质量波动时必须对过程进行调整，采取措施消除异常因素的作用；当过程能够稳定在合理的正常质量波动状态时，就应保持这种状态。③确认。确认某一过程的改进效果。

三、不良事件申报管理

（一）医疗不良事件

医疗不良事件是指医疗诊断或治疗失误导致患者出现严重并发症、严重功能障碍、住院时间延长和非正常死亡等，它是由医疗卫生处置而非患者的疾病过程所导致的。医疗不良事件可分为不可预防的不良事件和可预防的不良事件两类。

（二）护理不良事件

护理不良事件目前没有统一的定义。一般指患者在住院期间发生与患者安全相关的护理意外事件，如跌倒/坠床、用药错误、走失、误吸、窒息、烫伤以及其他护理意外事件，均属于护理不良事件。

（三）医疗不良事件报告情况

目前，医疗不良事件报告数量与实际发生的数量相差甚远。影响呈报医疗不良事件的因素是多方面的，对不良事件的认知不足、报告系统本身不完善和处理方法缺乏合理性是主要原因，发生差错后担心被惩罚是当今医疗机构内促证患者安全的最大障碍。

（四）建立非惩罚性护理不良事件报告系统

不良事件管理属于风险管理。不良事件的全面报告，有利于发现医院安全系统存在的不足，提高医院系统安全水平，促进医院及时发现事故隐患，不断提高对错误的识别能力，保证医疗卫生服务安全。不良事件报告后的信息共享，可以使相关人员从他人的过失中吸取经验教训，以免重蹈覆辙。医院护理不良事件自愿报告系统应具有以下特点：①非惩罚性。报告者不担心因为报告护理不良事件而受到责备和惩罚。②保密性。不将有关信息提供给第三方。③独立性。系统应独立于任何有权处理报告者和组织的权力部门。④时效性。报告应得到及时的分析，从而迅速地提出改进建议并及时反馈。⑤专家分析。报告应交由相关临床专家分析。⑥针对系统。提出的改进建议应该针对系统或过程，而不是个人，以避免失误的出现或再次发生。

四、护理质量持续改进

护理质量持续改进包括寻找机会和对象，确定质量改进的项目和方法，制订质量改进目标、质量改进计划、质量改进措施，实施改进活动，检查改进效果并不断总结、提高。护理质量改进，一是出现护理质量问题后的改进，是及时针对护理服务过程进行检查、体系审核，收集患者投诉中的问题，组织力量分析原因予以改进。二是没有发现质量问题时的改进，主要是指针对护理服务过程主动寻求改进机会，主动识别患者新的期望和要求，在与国内外同行比较中明确方向和目标，寻求改进措施并予以落实。

参考文献

[1] 白彦红.实用临床护理规范 [M].长春：吉林科学技术出版社，2019.

[2] 包玉娥.实用临床护理操作与护理管理 [M].上海：上海交通大学出版社，2023.

[3] 陈晨.心脏骤停急救中配合心肺脑复苏的护理分析 [J].中西医结合心血管病电子杂志，2019，7（16）：125.

[4] 陈月琴，刘淑霞.临床护理实践技能 [M].郑州：河南科学技术出版社，2019.

[5] 邓俊，王鹏，颜永阳，等.临床护士护理管理知识需求及影响因素调查 [J].护理学杂志，2023，38（6）：76–79.

[6] 豆欣蔓.基础护理操作技能 [M].兰州：兰州大学出版社，2021.

[7] 窦超，王淑云，于毅，等.临床护理规范与护理管理 [M].北京：科学技术文献出版社，2020.

[8] 关玉霞，杨晓燕，郭芝学.护理基础教程 [M].北京：中华医学电子音像出版社，2017.

[9] 胡金华，商青林，余国萍.临床护理与管理实践 [M].天津：天津科学技术出版社，2018.

[10] 黄苗，曹芸韵，尹萍.标准操作规范护理对静脉留置针输液患者护理质量的影响 [J].中西医结合护理（中英文），2021，7（9）：76–78.

[11] 贾雁北.静脉输液外渗护理分析 [J].数理医药学杂志，2018，31（11）：1735–1736.

[12] 蒋菊琴，王改红，都继微，等.临床护理技术与实用技能 [M].哈尔滨：黑龙江科学技术出版社，2018.

[13] 揭雪雪.经口气管插管术的护理配合 [J].当代护士（下旬刊），2018，25（3）：100–101.

[14] 鞠梅，何平.护理技能综合实训 [M].北京：人民卫生出版社，2017.

[15] 李彩红，黄蔚萍，王春秀，等.现代护理管理及实践探索 [M].北京：北京工业大学出版社，2022.

[16] 李粹，杨春燕，汤继云，等.临床实践技能学 [M].北京：中国医药科技出版社，2019.

[17] 李菲菲.医院护理质量管理常规 [M].长春：吉林科学技术出版社，2020.

[18] 李琳，陈丹.经鼻腔由支气管镜引导下行气管插管术护理体会 [J].大众科技，2022，24（12）：103–106.

[19] 李雪梅.实用护理学与护理管理 [M].哈尔滨：黑龙江科学技术出版社，2021.

[20] 刘俊兰，李贞.静脉留置针在临床护理中的应用 [J].全科护理，2021，19（11）：1489–1491.

[21] 刘丽娜.临床护理管理与操作 [M].长春：吉林科学技术出版社，2019.

[22] 刘梦楠.新护士岗前临床护理技能培训的实践分析 [J].中国继续医学教育，2023，15（6）：112–116.

[23] 潘洪燕，龚妤，刘清林，等.实用专科护理技能与应用 [M].北京：科学技术文献出版社，

2020.

　　[24] 邱益妹，吴素平，赵青青，等 . 心肺脑复苏护理与心肺复苏护理在心搏骤停急救中的作用 [J]. 中国现代医生，2019，57（28）：143–145，149.

　　[25] 屈庆兰 . 临床常见疾病护理与现代护理管理 [M]. 北京：中国纺织出版社，2020.

　　[26] 沈晓岑，王雪菲 . 护理综合技能实训 [M]. 武汉：华中科技大学出版社，2019.

　　[27] 宋瑰琦，许庆珍 . 现代护理质量管理 [M]. 合肥：中国科学技术大学出版社，2019.

　　[28] 宋时花 . 基础护理技能与护理管理 [M]. 哈尔滨：黑龙江科学技术出版社，2021.

　　[29] 孙璇，王雪芬，范慧 . 医院护理技术及护理管理 [M]. 武汉：湖北科学技术出版社，2021.

　　[30] 王红 . 静脉输血中常见不良反应的原因分析及护理措施 [J]. 中国医药指南，2020，18（1）：263.

　　[31] 王莉 . 临床护理技能实训指导 [M]. 西安：西安交通大学出版社，2022.

　　[32] 王玲芳，张睿，纪金华，等 . 实用临床护理技术 [M]. 长春：吉林科学技术出版社，2017.

　　[33] 王司菊 . 现代护理学与护理管理 [M]. 哈尔滨：黑龙江科学技术出版社，2021.

　　[34] 吴翠平，熊海燕，钟琼，等 . 全面质量管理理念在护理质量管理中的价值分析 [J]. 微量元素与健康研究，2023，40（2）：94–95.

　　[35] 吴雯婷 . 实用临床护理技术与护理管理 [M]. 北京：中国纺织出版社，2021.

　　[36] 席淑华，李蕊，彭飞 . 实用急诊护理 [M].3 版 . 上海：上海科学技术出版社，2023.

　　[37] 杨雪梅，高祝英 . 现代医院护理管理手册（上册）[M]. 兰州：兰州大学出版社，2018.

　　[38] 杨燕飞 . 综合护理措施对静脉留置针并发症的影响 [J]. 医疗装备，2020，33（4）：161–162.

　　[39] 游小龙 . 浅谈优质护理服务在出入院工作中的应用 [J]. 临床医药文献电子杂志，2018，5（62）：102，112.

　　[40] 张旭光 . 现代护理技术与要点 [M]. 长春：吉林科学技术出版社，2019.

　　[41] 郑菲，张翔，石赞华，等 . 新编临床专科护理技能 [M]. 长春：吉林科学技术出版社，2020.

　　[42] 周晓露，洪爱蓉 . 护理管理 [M]. 重庆：重庆大学出版社，2019.